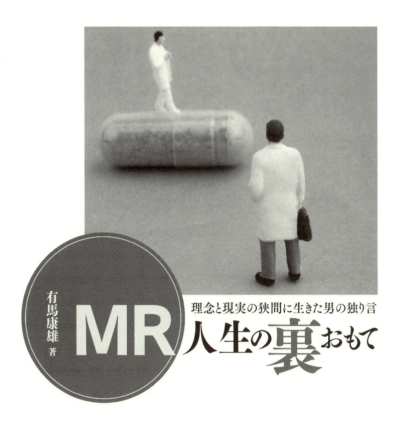

MR 人生の裏おもて

理念と現実の狭間に生きた男の独り言

有馬康雄 著

薬事日報社

はじめに

　「プロパー」という名称が、「ディテールマン」と称せられたりしながら、1991 年より MR（Medical Representatives：医薬情報担当者）となりました。翌 1992 年には、「製薬企業における医薬情報担当者のあり方に関する研究・総括報告書」が公表されました。その中で、MR は医療の一端を担う者として、その「基本理念」が次のように記載されています。

　　医薬情報担当者の医薬品情報活動における役割は、適正な薬物療法推進のための情報の提供、収集、伝達である。従って、医薬情報担当者は、医療の一端を担う者としてのこれらの役割を十分に認識し、それにふさわしい高い倫理性をもって活動する必要がある。また一方、この役割を果たし得るためには、医薬情報担当者自身はもとより製薬企業および医療従事者が、医薬情報担当者とは、医薬品情報活動を通じて適正な薬物療法に貢献する者であり、医療の一端を担うものである、と認識することが必要である。
　　その認識を成立させるためには、医薬情報担当者のあり方だけでなく、製薬企業のあり方、および医療従事者の考

え方が大きな要素になってくる。企業の一員である医薬情報担当者の活動は、経済と切り離せるものではないが、医薬情報担当者、製薬企業、医療従事者のそれぞれが、経済的側面にのみ捉われることなく、共に患者志向の医療を目指しているのだという意識を持たなければ、医薬情報担当者に対するこのような認識は成り立たない。

　これを見て、私は正直なところ「大変難しいこと」だと思ったものです。
　この理念に基づいて、1995年にはMR教育センター（財団法人医薬情報担当者教育センター；現在の公益財団法人MR認定センター）が設立され、1997年には第1回MR認定試験が実施されました。
　当時の試験に対する雰囲気は、「まぁ、取れるものなら取っておけ」といった程度で、取れなくても気にならないし、まして「役職者が受験するものでもない」というものでした。実際に、受験した役職者は1人もいなかったのではないかと思っています。しかし、上記のMRの理念からすると、極端に言えば「製薬企業の社長以下全員が受験すべき」と思われるような内容になっていると私自身は考えましたので、定年前の中間管理職ではありましたが受験し、合格しました。
　とはいえ、私自身がその理念に沿ったMR活動ができていたかというと、NOと言わざるを得ないのが正直な気持ちです。医療関係者が「MR活動を規制しなければならない」

はじめに

という考えに至るようになった原因事例をいくつも積み重ねるような MR 活動が多かったと、今でも反省させられます。

　そのような一昔前（1963 年〜 1996 年）の時代の MR 活動を、とにかく一生懸命やり、理念と現実の狭間で十分に楽しんだ、私の経験を通して今思うことは、「薬はその製品の性格によって勝手に売れていくものだ」ということです。MR はそれを「ほんの少しお手伝いしているだけなのかもしれない」と思えてなりません。そう思うと、私のお手伝いぶりを振り返っておくことも良いのではないかと考えた次第です。そのお手伝いぶりは、今日の公取協（医療用医薬品製造販売業公正取引協議会）規約に抵触する内容が多いかもしれません。しかし、その中には現在 MR 活動に取り組んでいる方々に少しは役立つことがあると思います。そのような 1 例として見ていただければと思います。

2015 年 10 月

有馬　康雄

目　次

　はじめに ……………………………………………… 1
1　入社当時（1963年）の状況 ………………………… 7
2　プレドニン（副腎皮質ホルモン剤） ……………… 10
3　リンデロンV軟膏・クリーム／リンデロンVG軟膏・クリーム（副腎皮質ホルモン外用剤） ……………………… 23
4　フルイトラン（チアジド系降圧利尿剤） ………… 25
5　ケフリン（注射用セフェム系抗生物質） ………… 30
6　ケフレックス／ケフラール（経口セフェム系抗生物質）
　　……………………………………………………… 55
7　ドブトレックス（急性循環不全治療剤） ………… 68
8　MSコンチン（持続性癌疼痛治療剤）／塩酸モルヒネ注 ……………………………………………………… 74
9　トリルダン（アレルギー疾患治療剤） …………… 83
10　ロンゲス（アンジオテンシン変換酵素阻害剤） … 86
11　シオマリン（注射用セフェム系抗生物質） ……… 95
12　ロメバクト（ニューキノロン系経口抗菌剤） ……111
13　セフテム（経口セフェム系抗生物質） ……………118
14　適正使用に向けての再出発 …………………………123
15　私自身を振り返って …………………………………125
　おわりに ………………………………………………137

1

入社当時（1963年）の状況

　私が塩野義製薬株式会社に入社したのは、1963年（昭和38）です。世は高度経済成長の途上で好景気にわいていました。昭和30年代の製薬業界は、欧米の製薬企業で開発された新薬（抗生物質、神経精神用薬、副腎皮質ホルモン剤、鎮痛・消炎剤、降圧剤など）が続々と導入されつつありました。また、1961年には国民皆保険制度が完全実施されています。

　そのような状況のなか、製薬各社は、それまでの大衆薬から医療用医薬品（当時は「医家向け」と言っていました）を重視した体制を整えつつありました。しかし、当時のプロパーによる宣伝・販売方法は、弁舌が巧みで、社交術にたけ、それに色々な工夫や努力を重ね、医師や薬局長などとの人間関係構築に重点をおいて、自社製品をプロパガンダする活動が中心でした。

　そんななか、塩野義では1953年に技術提携先であるロシュ社からの情報や、米国の薬業専門誌に度々出てくる「ディ

テール（Detail）」という言葉の重要性に気付いた塩野孝太郎社長の指導により営業部門の改革が行われ、商品のセリング・ポイントを明確にしたプロパー教育が始まったのです。

　1955年2月には、社内選抜されたプロパー経験者を中心に「真の"くすりや"としての販売はいかにあるべきか」について徹底的な討議が行われました。その結果、「製品の良さを鋭く追及し、人々の健康状態との関係を究明してディテールに結びつける」ことだとの結論に到達しました。そして、それを実践する試行錯誤の繰り返しを通して「自分が利益を得たら相手が損をする」という金儲けの商売ではダメで、「消費者への奉仕と、塩野義の利益の合一（自他利益の合一）を実現する」という昔からの塩野義の理念を再確認しています。

　そして1957年1月、塩野孝太郎社長は自社のプロパーに対し、次のように訓示しています。

　　有効成分、薬理作用、製剤、包装などあらゆる点で消費者余剰（消費者の利益・患者さんの利益）の多い製品でないと売らない。消費者の健康状態の確認を行い、それに対応する消費者余剰の多い製品を勧めるのがディテールである。価格だけで安売り競争をしてはならない。従来のプロパガンダは、ペコペコ相手に取り入る立場であったが、ディテールは相手が聞いて良かったと思い、もっと聞こうとさせることである。そうなってディテール能力が上がれば、自ずと塩野義製品が選ばれるので営業成績も上がる。今日

1　入社当時の状況

からプロパーの名称を廃し、ディテールマンと改称する。

こうして、戦後のわが国の製薬業界で、最初にプロパー業務を見直し、社を挙げて新しい挑戦が始まりました。

私が塩野義に入社した1963年は、塩野孝太郎社長の提唱する営業改革が着々と成果を上げつつあった時期で、営業部全員が意気に燃えていました。

入社する新人も学部卒は全員ディテールマン（以降、現在の呼称に合わせてMRと表記します）として採用し、研究の分野へは大学院修士卒以上を採用していました。

おそらく、ほとんどの新入社員は塩野義の方針に賛同して、MRは「薬に関する専門家として、医師と対等の立場で説明し、製品は安売りしない。薬を服用する患者さんに貢献できる薬を売る」という仕事だと思って入社していたと思います。

このように理念・理想の高い塩野義のディテール部門でしたが、その後の20～30年という長い年月の間には、孝太郎社長の理念に基づく営業方針でさえも、販売成績重視の波に飲み込まれて、かすんでしまった時期もありました。

現在では「MRの基本理念」を踏まえたMR活動に邁進しているMRも会社もあると思いますが、以降の章では、私どもが陥った苦悩の期間を含めて、担当した主な品目とともに、私自身の活動を振り返り、MR一筋に生きた男の独り言を「もう1つのMR活動史」として書き留めて置きますので、参考にしていただけると嬉しいです。

2

プレドニン
（副腎皮質ホルモン剤）

　私が塩野義に入社した当時の主力製品は、副腎皮質ホルモンのプレドニン（一般名：プレドニゾロン、米国・シェリング社より導入、1956年発売）でした。プレドニンは色々な薬理作用を持っており、特に生命維持作用・免疫抑制作用・抗炎症作用が注目された薬で、色々な慢性疾患の激しい痛みや発作性苦痛を伴う疾患に対して劇的な効果を示します。そのような激しい症状に対する治療薬として用いられる場合が多く、今日でも欠かせない存在ですが、劇的な効果を示すだけに、患者さんはその効果に溺れて漫然と服用し続けてしまいやすいのです。

　人間の副腎皮質ホルモンは、脳下垂体から出るACTH（adrenocorticotropic hormone：副腎皮質刺激ホルモン）の刺激を受けて副腎皮質から分泌されます。副腎皮質ホルモンの分泌量が多くなると、それを脳下垂体が感知してACTHの分泌が減るというフィードバックシステムが働くようになっています。そのため、必要以上に長期間プレドニンの服

2　プレドニン

用を続けると、激しい症状は治まるのですが、脳下垂体が十分な副腎皮質ホルモン量が維持されていると感知してACTHの分泌を減らしてしまうため、体外から服用する副腎皮質ホルモンだけに頼る事態となり、脳下垂体からのACTHによる刺激のないままに副腎皮質の萎縮を招きます。そうなると、急に強いストレスに遭遇するなど副腎皮質ホルモンが大量に必要な場合に、十分量の副腎皮質ホルモンが分泌されずに、突然死などに代表される多くの種類の副作用が起こります。

それだけに、治療にあたっては基本治療薬をベースに投与して、プレドニンはその副作用に注意しながら、炎症症状の激しい時期には十分量を投与し、炎症が落ち着くに従って減量していく必要があります。その減量も急ぎ過ぎるとほとんど必発的に反跳現象が起こり、減量前の投与量の倍量から再度治療をやり直す必要があるなど、投与に大胆さと慎重な姿勢が求められます。

それ故入社後、副腎皮質ホルモンの作用や副作用と副作用への対処方法、投与される疾患での投与量の決め方などの基礎知識について50時間にわたる徹底的な教育が実施されました。なかでも、慢性関節リウマチ・喘息・リウマチ熱、・真性ネフローゼが重要目標疾患として、重点的に取り上げられていました。

教育終了後、MRは副腎皮質ホルモンが投与される疾患の専門科のある病院に配属され、実地研修がスタートしました。この研修ですべてのMRが、副腎皮質ホルモンが投与され

る疾患について、専門の担当医師から少なくとも1例の患者さんを提示してもらい、投与量の決め方、減量の時期や方法などを教えていただき、症状の経過をそれぞれの疾患ごとに設定された経過表（トレース表）に記録しました。

　この記録は上司との面談時に報告し、患者さんの問題点や今後の方針などについて、医師に質問すること、提案することをまとめ、医師にフィードバックしながら、実際の臨床の場での薬の使い方の難しさを体験することができました。

慢性関節リウマチでの取り組み

　私の場合は、某大学病院の慢性リウマチ専門科で研修が始まりました。慢性関節リウマチは、膠原病の一種で関節の滑膜に炎症を起こし、関節痛や関節の変形を発症し、患者の生活行動が障害される病気です。

　患者さんは、1943年に設立された米国リウマチ学会（ACR：American College of Rheumatology）の分類基準に従って、次の症状から「慢性関節リウマチ」と診断されます。

　　①朝のこわばり（1時間以上持続する朝のこわばり）
　　②多関節炎（少なくとも2領域以上の関節の腫れ）
　　③手の関節の腫れ
　　④対称性の関節の腫れ
　　⑤リウマチ結節
　　⑥リウマトイド因子（リウマチ因子）陽性
　　⑦レントゲン検査で典型的な関節所見

そのような典型的な慢性関節リウマチの患者さんでプレドニンが投与されている1例を提示していただき、その患者さんについて、上記の7つの症状の経過を罹患関節の痛みや炎症症状の程度を医師の判定に合わせて数値化し、罹患関節ごとに経過表に記録を取っていました。その患者さんの症状の進行状態（Stage）は、どの位の数の関節が罹患しているか、関節のX-Pによる骨破壊の進行状態から判定し、生活面での障害度（Class）は、患者が日常生活のどんな行動や作業で困っているかなどで判定し、どのように投与すれば効果的に患者さんが楽になるのか、投与量の減量にはどのような注意が必要なのかなどを勉強させていただきました。

その科では数名の先輩も研修しており、先輩たちの真面目な努力や対応のおかげで、医師のみならず外来の看護師さん、事務の方々も好意的で、「勉強したいのなら」と外来カルテを見ることが許可されていました。今日では許されないことですが、当時研修施設を担当しているMR課長が然るべき立場の医師（教授や医局長や専門医など）に許可を得ていたのです。そして、その患者さんでの注意点・今後の経過予想・疑問に思ったことについて、その患者さんを担当している先生に研究室で色々と教えていただきました。

カルテを読み取る作業では、当時の医学界ではドイツ語が主流で、それも大胆に略されていましたので、外来の看護師さんに何と書いてあるのか先生ごとの癖も含めて教えてもらいながら、Rheumatisch Arthritis（リウマチ）、Asthma Bronchiale（気管支喘息）、Nephrose（ネフローゼ）などの

疾患名、schmelz（痛み）、schwellung（腫れ）などの症状名などを出入りしている先輩 MR をも含めて、競って覚えたものです。

病棟への出入りが許されて

あるとき、私が経過を追っていた患者さんが入院することになり、主治医の先生から「病棟の M 先生が担当で、オーベンは Y 先生だから、これからは向こうでフォローしてね」と言われました（オーベン Dr = oben Dr = 上位 Dr、これに対して、ネーベン Dr = neben Dr = 下位 Dr、このオーベン Dr の上に病棟指導 Dr や専門 Dr がいました）。

病棟の医師勤務室へ伺うと、すでに主治医の先生から私がフォローしている患者さんであることが伝えられており、M 先生や Y 先生から入院になった経緯、これからの治療予定、プレドニンの使い方や注意点について先生方の治療方針を教えていただき、私どもの疑問点などについてもお話していただけました。

病棟の医師勤務室には、その病棟の入院患者さんの病名や重症度など色々な情報がドイツ語で壁のボードに記されており、医学に触れ始めたばかりの私にとっては興味津々の部屋でした。そこでは M 先生や Y 先生以外の医師からも、気さくに慢性関節リウマチ以外の患者さんの病気（気管支喘息：Asthma Bronchiale、腎炎：Nephritis、エリテマトーデス：Systematisch Lupus Erythematosus など）についてドイツ語病名の日本語訳だけでなく、治療や検査・経過についても

2 プレドニン

教えてもらい、プレドニンと関係のない疾患の治療方針や対処方法などについても、耳学問する場となりました。

これも今では許されることではありませんが、何回か病棟の医師勤務室へ伺っていると、先生が忙しいときには「カルテと温度版（患者さんの治療経過表）を見ておいて」と言われるようになりました。このように病棟に出入りしているうちに、その病棟のすべての患者さんのカルテや温度版も見せていただけるようにもなりました。時には、喘息で治療がなかなか奏功していない患者さんに催眠療法を実施することになり、珍しい治療法だからといって一緒に見学させていただいたり、リウマチ以外の患者さんでなかなか治療がうまく進まない病態について感想を求められたりもするようになりました。

そのうちに、プレドニン以外に治療に使えそうな塩野義の薬についても尋ねられるようになり、上位指導医師の許可がなくてもオーベン Dr・ネーベン Dr の範囲内で処方できるビタミン剤（総合ビタミン剤：ポポン顆粒、ビタミンＣ剤：シナール）やマーゲンミッテル（magen mittel：胃腸薬：コランチル）は実際に使っていただけるようにもなりました。この病棟の医師勤務室で、色々な病気の性質や治療法などについて耳学問させていただいた経験から、後にどの科の病棟へ出入りしても、気楽に医師の方々と話ができるようになったのです。

リウマチ熱、ネフローゼ、喘息での取り組み

　私の場合は、慢性関節リウマチの患者さんの経過から勉強を始めましたが、ほかに担当施設の違いから、小児科のリウマチ熱（Rheumatisch Fieber）の患者さんの経過を追いながら研修をするMRもいました。リウマチ熱は学童期の小児がA群連鎖球菌による上気道感染症にかかり、治ってから2～3週間過ぎたころに突然高熱を発症する病気で、その70％に強い関節痛を伴います。そのうち約半数が心炎を起こし、適切に治療しないと心臓の弁に障害（心弁膜症）を残す厄介な病気で、当時の後天性心弁膜症のほとんどはリウマチ熱の後遺症でした。

　リウマチ熱の診断は、1965年にT.D. Jonesによって提唱された診断基準をもとに、
〔レンサ球菌感染〕があったことを下記のいずれかで確認し、

　　①レンサ球菌抗体（Anti-Streptolysin O：ASO）価の上昇
　　②A群レンサ球菌の咽頭培養陽性
　　③猩紅熱の新しい既往

　以下の大症状のうち2つが満たされる場合、または大症状1つと小症状2つが満たされる場合には、リウマチ熱の確率が高いと診断されていました。
〔大症状〕
　　①心炎

②多発性関節炎
③小舞踏病
④皮下小結節
⑤輪状紅斑

〔小症状〕
・臨床像
①発熱
②関節痛
③リウマチ熱の確かな既往歴またはリウマチ性心疾患の現存
・検査成績
④赤血球沈降速度の促進
⑤C反応性タンパク（CRP：C-Reactive Protein）の存在
⑥白血球増多
⑦心電図上P-R間隔の延長

　治療は、ペニシリンで溶連菌感染を予防しながら、プレドニン60mg/日を上限として開始し、経過を診ながら2～3週間ごとに徐々に減量して治癒に導く経過を勉強していました。

　また、小児の真性ネフローゼ（Nephrose syndrome）の患者さんでは、腎炎への進行を防ぐために、浮腫や尿蛋白量の改善を確認しながらプレドニン投与後の経過を追うMRもいました。リウマチ熱や真性ネフローゼの治療では、プレ

ドニンの減量を急ぎ過ぎると症状が悪化する反跳現象が起こり、減量前の投与量の倍量から再度治療をやり直す必要もありました。それでも、リウマチ熱や真性ネフローゼではプレドニンによる治療で患者さんが緩解するので、経過を追う私たちも安堵したものです。

　その他に、当時は経済発展途上の時期でもあり、大工業地帯の工場から排出される煤煙による大気汚染のため、気管支喘息（Asthma Bronchiale）の患者さんが多発していました。喘息では、空気の通り道の気管や気管支が急につまって息苦しくなり、呼吸のたびにゼーゼー、ヒューヒューという喘鳴が起こります。さらに呼吸が苦くなると横になっていられず、座らなければ呼吸ができなくなります（起座呼吸）。咳や粘着性の強い吐き出しにくい痰も出ます。重い発作の場合は呼吸困難が激しくなり、かなり持続し、さらに重症になると、血液中の酸素が不足するため意識を失い、指先や唇などの身体の末梢部分が冷たく紫色になるチアノーゼ状態に陥ります。脱水状態にもなります。さらには、重い喘息発作が24時間以上持続する「喘息重積状態」となり、吸気は可能でも排気が困難な肺気腫状態になります。

　現在では吸入ステロイドが基本治療薬になっていますが、当時は減感作療法や気管支拡張剤投与を基本治療として、激しい炎症症状抑えるためにプレドニンが使われていました。喘息の患者さんの肺機能や発作回数の改善を確認しながら、プレドニンの実際の使い方を勉強するMRもいて、それぞれの立場でプレドニンの実際の使い方やその効果・副作用な

どを勉強していました。

それらの疾患について勉強しながら、プレドニンは、慢性リウマチや喘息では疾患の基本治療薬として投与されるのではなく、激しい症状を抑えて患者さんをなるべく楽な状態にして、基本治療薬を用いるという脇役を演じるのに対して、リウマチ熱や真性ネフローゼでは、溶連菌感染で起こった抗原抗体反応の化合物に対する免疫反応が原因らしく、後発の免疫反応を抑えるという主役を演じるという点に、主役も脇役も演じるプレドニンの不思議さを感じたものです。

ブランド名を守る

当時、塩野義はプレドニン5mg100錠を3000円で販売していました。他社は同じプレドニゾロン剤の5mg100錠を1000円で発売していましたが、塩野義の取り組みを評価してくださる医師も多く、通常は一般名で処方される習慣のあるなかで「プレドニン」と商品名で処方していただけるようになり、学会発表のスライドにも商品名が出るようになりました。一般名での処方がメーカーにおもねない医師の姿勢と考えられていた時代でしたので、大変嬉しかったものです。

このように塩野義のすべてのMRのディテール姿勢が評価されて「プレドニン」が一般名かのように普及し、大学病院や国公立病院ではプレドニゾロンとしてプレドニンを採用してもらえる施設がほとんどとなりました。このとき、私どもは「ブランド名を守る」ことの大切さを実感し、誇りに思ったものです。これは健康保険財政が豊かであった時代の

話ですので、今のような財政が逼迫した状況下では難しいことだとは思いますが、MRとしては自社のブランドに誇りを持てた貴重な経験となりました。後に薬価基準制度が改定されて銘柄別収載となった際には、さらに「ブランド名を守る」ことの大切さを実感し、誇りに思ったものです。

アスピリン製剤でのチャレンジ

　慢性関節リウマチでは、治療の基本である抗炎症薬としてアスピリンが多用されていましたが、日本人の場合、副作用として胃腸障害がほぼ必発で起こるため服用量が3～4gにとどまり、欧米人の10gとか20gとかの服用量に比べてあまりにも少ない状況でした。そこで、塩野義ではアスピリンが日本人でもっと多く服用できるように製剤的工夫を重ね、胃ではなく腸で溶けるようにすれば胃障害は防げるのではないかと考えたアスピリンの腸溶錠（EA錠：1962～1993年）やバッファー型にすれば胃障害が防げるのではないかと考えたバッファー錠（ソフタム：1967～1977年）、さらに錠剤だと胃滞留時間が長くなる患者さんもいて、患者さんによって胃滞留時間がマチマチになる（図1）ので、顆粒状にして胃から腸へ一定の速度で通過するようにした腸溶顆粒製剤（ミニマックス：1970～2000年）など工夫を重ねて挑戦していました。

　ただ、残念ながらバイエルのアスピリンで服用できるアスピリン量を、胃障害を起こすことなく超えるような成果は得られなかったように記憶しています（この点についての正確

2 プレドニン

腸溶錠
投与量：4錠（アスピリンとして1.0g）を軽食後に投与

ミニマックス
投与量：2.0g（アスピリンとして1.0g）を軽食後に投与

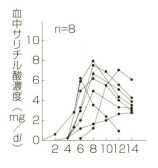
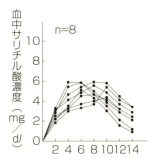

図1 腸溶錠（EA錠）と腸溶顆粒（ミニマックス）での血中サリチル酸濃度推移

なデータは出ていません）。もちろん、アスピリン以外にも抗炎症薬は色々と出現していましたので、アスピリンの役割も年とともに大きくはなくなってきていました。

徹底したディテールで訴訟をまぬかれる

抗炎症剤としてはクロロキン製剤（エルコクイン：1965〜1975年）も発売しましたが、眼の角膜・網膜障害を起こす可能性があったので、「3ヵ月ごとに眼底検査を実施する」ことを徹底してディテールしたものの、「よそはそんな事なんか話もしてないよ」とほとんど相手にされない状況だったのと、安売りはしない価格維持厳守の販売姿勢のせいか、販売量は非常に少ないものでした。それ故、角膜・網膜障害がクロロキンの薬害として問題となった訴訟（1971年）の際

には、エルコクインだけは対象になりませんでした。エルコクインだけが訴訟の対象とならなかったことについて、副作用対策を徹底してディテールした結果が評価されたのだと誇らしく思ったものです（クロロキン：1934年ドイツで合成され、日本では1955年に発売開始。クロロキン網膜症は1959年に最初の報告があり、日本でも1962年から報告されるようになっています）。

同じように薬害訴訟から除外された事例としては、1983年の福島地裁白川支部の「クロマイ等の筋注による大腿四頭筋萎縮薬害訴訟」において、販売の際にその危険性と対処方法について、正確な情報を提供していたとして、武田薬品のクロマイ注が訴訟対象から外された例があります。

ただし、塩野義のエルコクインにしろ、武田薬品のクロマイ注にしろ、先発品の発売から相当年数が経ってから発売された後発品（今でいうジェネリック）で、その副作用や対処方法についても相当に解明されていたから正確な情報提供ができたと言えるでしょう。また、双方の商品の販売量も極めて少なかったので、大きな顔をして言える事例でもないのかもしれません。

3

リンデロンV軟膏・クリーム／リンデロンVG軟膏・クリーム
(副腎皮質ホルモン外用剤)

　皮膚科の湿疹・皮膚炎などの治療外用剤として、塩野義はこの製品の前にプレドニン軟膏やメタゾロン(デキサメサゾン)軟膏を発売しており、先輩方のそれまでの活動の成果もあって、皮膚科領域では塩野義はかなり受け入れられていました。

　リンデロンV軟膏・クリーム(一般名：ベータメサゾン・ワレレート、シェーリング・プラウ社より導入、1966年発売)は効果がさらに優れているうえに、軟膏・クリームとしての使い心地も優れていましたので、あっという間に皮膚科の先生方に受け入れられ、我々MRの販売成績向上に大きく貢献してくれた製品です。あまりにも呆気なく受け入れられ、大きなトラブルもなく、黙っていても実績に寄与してくれました。

　それでも、副腎皮質ホルモンは外から侵入してくる異物に対する免疫反応を抑える作用があるので、湿疹・皮膚炎でもひっかき傷などがあると抗生物質の内服または抗生物質軟膏

の併用が必要だったのですが、それも抗生剤のゲンタマイシンを添加したリンデロン VG 軟膏・クリーム（一般名：ゲンタマイシン添加ベータメサゾン・ワレレート、シェーリング・プラウ社より導入、1970 年発売）によってさらに使いやすくなり、医師にも喜ばれました。

副作用に関しては、当初は外用なので皮膚の表面で作用するだけで皮膚からの副腎皮質ホルモンの吸収は少なく、あまり心配する必要はないと考えられていました。しかし、広範囲に傷のある場合や、もっと強力な効果を得るために軟膏やクリームを塗布した部位をラップやビニールで密封する密封療法（ODT：Occlusive Dressing Technique）をする場合や、長期に連用する場合には、内服する場合と同じように下垂体・副腎皮質系機能の抑制が起こり急性副腎皮質機能不全に陥る危険性があります。

私も、リンデロン V 軟膏・クリームの長期使用によって起こった、顔に発赤を伴った酒さ様皮膚炎を見せていただいたことがあります。内服と同じように離脱療法にも大変苦労されており、副腎皮質ホルモン剤の素晴らしさと危険性を外用剤でも思い知らされたものです。

4

フルイトラン
（チアジド系降圧利尿剤）

　最近の成人の死因は、1位が悪性新生物（癌）、2位が心疾患、3位が脳血管疾患となっていますが、1960年頃は欧米と比べて脳血管疾患が突出しており1位でした。

　脳血管疾患の患者さんの治療と予防には、その最大の原因である高い血圧を下げるために、その頃はインド蛇木の成分であるラウオルフィアやレセルピンが多用されていました。また、漬物などの塩漬け食品を多く摂取していた当時の日本人の食生活習慣が高血圧の原因として考えられており、1日の食塩摂取量を10g以下、厳密には6g以下にするよう指導されていました。その点で、ナトリウムを排泄するチアジド系降圧利尿薬の出現は、高血圧治療に大きく貢献すると考えられていました。

　しかし、チアジド系降圧利尿薬としては、すでにダイクロ（一般名：ダイクロトライド、万有製薬、1958年発売）が発売されており、フルイトラン（一般名：トリクロルメチアジド、シェーリング・プラウ社より導入、1960年発売）を浸

透させるには難しい状況にありました。

そこで、フルイトランを採用してもらった医師では1例の患者さんについて、その経過を追わせて（トレースさせて）いただきながら、高血圧の治療について色々と勉強することができました。血圧といっても、測定するごとに変動が大きいので、2、3回測定して平均を用いる方法や、深呼吸をすると血圧が低いところで安定するので基礎血圧として、その血圧を用いる方法などをディスカスしたものです。そのうえで、WHO（1962年）の血圧分類や東大3内科高血圧重症度分類（表1）から、患者さんの重症度を判定したうえで目標血圧を決めて治療する経過を追わせてもらいました。

血圧の下がりが思わしくない患者さんでは、フルイトランの適応ドーズの範囲内で2mg→4mg→6mg→8mgと増量することをお勧めしていましたが、4mg以上の増量が必要な場合には他剤を併用する医師が多く、β遮断剤やα遮断剤、カルシウム拮抗薬など多くの血圧治療薬が出現するにつれて、「高血圧の治療は少量多剤併用が基本」と言われる先生方が多くなり、1980年頃からはフルイトランは1mg投与が通常投与量となっています。

開業医で行ったフルイトラン症例のトレース

研修病院で慢性リウマチ患者さんの勉強をしながら、50軒ほどの開業医も担当していましたので、そこでのフルイトランのMR活動も楽しかったものです。前にも触れたように、塩野義は「安売りはしない」方針でしたから、開業医に

4 フルイトラン

塩野義製品を買っていただくことは至難の業に思える状況でした。

それでもフルイトランのサンプルを提供して、投与していただいた患者さんの経過を教えてもらうと、物珍しさからだとは思いますが、3つの内科で2〜3人程度の少量ではありましたが、フルイトランを購入してもらえるようになりました。経過を追わせていただいた患者さんの進行状態は、「東大3内科重症度分類」で判定していただいていたので、眼底検査の必要もあり、私の担当地域内の眼科の先生に相談したところ興味を示され、内科から検査依頼を出して検査してもらえることになりました。

眼科ではリンデロン点眼液とたまにアイロタイシン（エリスロマイシン：抗生物質）を購入していただく程度でしたが、1965年に自社開発のジセタミン（活性型ビタミン B_1）が発売になった際に購入をお願いしたところ、「昨日アリナミン5000錠を6個もらったところだ。納入したのはA卸だ。古い在庫が2週間分くらいあるから、それを消化するまでの間に、あんたが卸と話をつけて同値で交換するのなら、それでもいいよ」と言ってもらえました。

私の担当地域内で内科と眼科の連携を取り持ったことを評価してくださったお言葉と嬉しく思ったものの、「A卸とはほとんど取引がなく無理な話」であることは十分わかっていました。塩野義と取引のあるB卸でそのことを愚痴っていたら、ベテランのMS（MarketingSpecialist：医療卸売担当者）さんが「うちでやりましょう。そのかわり、少々サンプルを

表1 東大3内科高血圧重症度分類

●血圧重症度

		0	1	2	3	4
血圧	収縮期血圧 (mmHg)	140未満	140〜159	160〜184	185〜219	220以上
	拡張期血圧 (mmHg)	90未満	90〜94	95〜104	105〜119	120以上
	平均血圧 (mmHg)	107未満	107〜116	117〜131	132〜152	153以上

●臓器重症度

			0	1	2	3	4
脳	脳血管障害		脳血管障害によると考えられる自覚症状、他覚所見がないもの	脳血管障害によると考えられる頭痛、頭重、めまい、手足のしびれ感などの自覚症状を有するが、他覚所見がないもの	脳出血、脳梗塞などの既往があるが、現在他覚所見がほとんどないもの：単に片側腱反射の亢進、病的反射のみ持続するもの：一過性脳虚血発作	脳出血、脳梗塞などの既往があり、現在他覚所見を残すが、独自で日常生活を営むことができるもの	高血圧性脳症：脳出血、脳梗塞などの既往があり、現在他覚所見あるいは精神症状を残し、独自で日常生活を営むことができないもの：多発性脳梗塞により現在痴呆があるもの
心	心電図	心拡大（心胸郭比%）	50以下	51〜55	56〜60	61〜70	71以上
		左室肥大とST・T変化		High voltage ($S_{V_1}+R_{V_5}$ ≧ 3.5mV) のみのもの	軽度のST低下 (0.05〜0.1mV) またはT平低 (左室を反映する胸部誘導のT/R ≦ 10%) ないし0.5mV未満のT逆転	著名なST低下 (0.1mV以上) ないし0.5mv以上のT逆転	
		刺激発生異常と伝導障害		一過性心房細粗動、散発性期外収縮、上室性頻拍、1度の房室ブロック	持続性心房細粗動、多発性期外収縮、上室性頻拍、2度の房室ブロック	多元性期外収縮、一過性心室性頻拍、完全心ブロック、左脚ブロック、ヘミブロック、洞不全症候群	臨床的に重篤な症状を伴う不整脈

				労作狭心症あるいは安静狭心症の既往があるが、現在はないもの	労作狭心症あるいは安静狭心症が現在あるもの（治療中のものを含む）；心筋梗塞の既往があるが、現在症状がないか軽いもの	心筋梗塞による症状があり、日常生活が制限されるもの
	冠不全					
	心不全			日常生活がわずかに制限される程度で、日常の労作で動悸、息切れなどの心不全症状があるもの	日常生活が制限され、普通以下の労作で動悸、息切れなどの心不全症状があるもの	日常生活ができず、安静時にも心不全症状があるもの
腎	血清クレアチニン (mg/dl)	1.1以下	1.2〜1.5	1.6〜2.0	21.〜3.4	3.5以上
	尿蛋白	-	+			
	尿沈渣所見	正常	異常			
	PSP（15分値%）*	25以上	24〜20	19〜15	14〜10	9以下
眼底	高血圧性所見 (H)	0	1	2	3	4
	動脈硬化性所見 (S)	0	1	2	3	4

＊PSPは必須ではない。

用意してください」と言って、実行してくれました。

　後から聞いた話では、市場で人気のあったアリナミンを現金問屋市場に流して処理してくれたようです。そのような事件などで、MSさんとの連携やサンプルの重要性を体験してからは、MSと連携した添付販売も多く経験することとなりました。後に添付販売は禁止されましたが、それまでは開業医でずいぶんと活用させてもらいました。

5

ケフリン
（注射用セフェム系抗生物質）

　私のMR生活3年目、殺菌性抗生物質ケフリン（一般名：セファロチン、イーライ・リリー社より導入）が1966年に発売されました。当時は殺菌性の抗生物質はペニシリンしかなく、クロマイ・テラマイ・エリスロシンといった静菌性抗生物質が全盛で、投与スケジュールも漠然としたもので、軽傷症例は1日2回投与、重症例では3～4回投与で実施されており、理論的投与方法などのない時代でした。

　ケフリンの作用機序は（ペニシリンと同じで）細菌の細胞壁の合成阻害による殺菌です。植物や菌類や細菌の細胞には細胞膜の外に細胞壁がありますが、動物の細胞には細胞膜しかありません（図2）。つまり、動物には存在しない細菌の細胞壁の合成を阻害することによって、細胞が分裂して増殖する際に細胞壁ができないために、細菌の細胞が維持できなくなり破裂して殺菌されるのです。

　クロマイ・テラマイ・エリスロシンが細胞内に入って細胞の代謝機構を阻害して細菌の分裂・増殖を止める静菌作用を

5 ケフリン

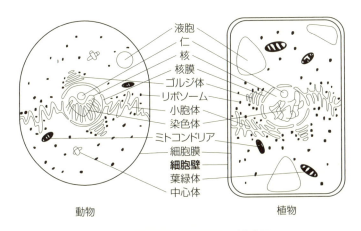

図2 動物細胞と植物細胞の模式図

表2 抗生物質の作用機序

細胞壁合成阻害	βラクタム系 グリコペプチド系
細胞膜機能阻害	ポリエン系、ペプチド系
核酸合成阻害	ピリドンカルボン酸系
タンパク質合成阻害	テトラサイクリン系 アミノグリコシド系 マクロライド系
葉酸合成阻害	サルファ剤

示す（**表2**）のに比べて、ケフリンは動物の細胞を傷めないので、人体には極めて安全と考えられていました。この点についてはペニシリンで実証されていました。それ故、安全性の面では医師も受け入れやすい状況にありました。

一方で、1g＝3000円という当時としては破格の高薬価はMRにはとても魅力のあるものでしたが、医師の躊躇要因で

もありました。また、投与方法が簡単な筋注で投与すると強い疼痛を伴い紅結を生じるという欠点がありました。しかし、当時はクロマイ・テラマイや解熱剤などの筋注による大腿四頭筋拘縮症の発生が薬害として取り上げられつつあったときで、静注・点滴静注での投与が思ったよりも受け入れられやすい状況にありました。

　1年後には、ケフリンより抗菌力が強く筋注が可能なケフロジン（一般名：セファロリジン）がケフリンとほとんど同じ薬価で、鳥居製薬（販売名：セポラン）と同時に発売されました。しかし、ケフロジンがケフリンより腎障害を起こす可能性が少し高かったことと、筋注が見直されている時期だったので、ケフリンの方が受け入れられやすい状況でした。

殺菌性抗生物質と静菌性抗生物質の差

　ケフリンのディテールにあたって、「殺菌性と言うのに、静菌性のものと投与方法は同じなのか？」といった鋭い質問なども多々寄せられ、私たちMRは数少ないデータをもとに色々と工夫を凝らす必要がありました。

　ケフリンに曝された細菌の菌数が減り始めるまでに（殺菌力が発揮されるまでに）1～2時間の暴露時間が必要と思われるデータ（**図3**）から、「ワンショットの静脈注射より、点滴時間を1～2時間にした点滴注射の方が殺菌力が効果的に得られるのではないかと思われる」とか、「静菌性の抗生剤では菌数は減少しないので、抗生剤によって増殖しないままになっている細菌は身体の白血球や免疫力によって処理さ

5 ケフリン

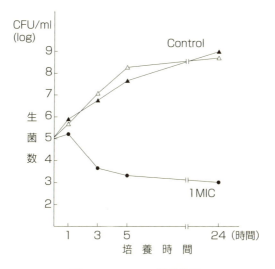

図3 ケフリンの殺菌効果

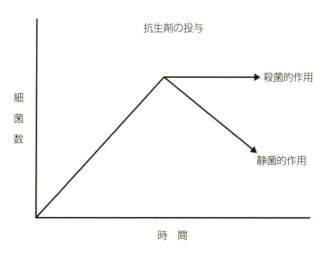

図4 殺菌的作用と静菌的作用

れて減少する。それに対して殺菌性の抗生剤では1回点滴投与すると細菌数がかなり減少する（図4）。それ故、次の投与まで時間を空けても静菌性の抗生剤よりはずっと効果があると考えられる」とディテールしていました。

そして、本来なら臓器移行濃度から考える場面でもデータがほとんどないため、いくつかの血中濃度データと各種細菌のMIC（Minimum Inhibitory Concentration：最小発育阻止濃度）分布のデータから「個々の感染部位でのケフリンの移行濃度はわからないが、敗血症患者や敗血症へと悪化させたくない患者では、1回量は2g2時間点滴が効果的と思われる」ということを症例ごとに医師とディスカッションし、投与方法を検討して経過をトレースさせていただくと、良好な経過を辿る症例が多く、先生方の信頼も高まり病棟へ呼ばれて相談されるようにさえなったのです。

このように塩野義のMRが信頼されたのは、ケフリンが発売されたばかりの抗生物質で耐性菌などもほとんどない状態でしたから、感染症に効くのは当然だったのでしょうが、データの少ないなかで、どのように感染症治療を考えたら良いかを医師の方々と色々とディスカスさせていただき、経過をトレースした点が評価されたものと思います。

ただ、当時は輸液ボトルと言えば生理食塩液もブドウ糖液にしても500mlのボトルしかなく、患者さんによっては輸液速度をあまり上げられない場合もありました。この点については、1972年にケフリンの2gバイアルが発売された際に、2g100mlのピギーバック（Piggyback：直訳はブタの背中に

乗せる：つまりメインの輸液ルートに横から添えて用いる）ボトルが発売されて点滴速度の調整が楽になりました。

理論的投与方法の模索

塩野義のほとんどの MR が同じような経験をするようになり、同じような症例や検討事例が経過をトレースした結果として相次いでフィードバックされるようになると、MR の情報面を主体にバックアップしていた製品部（現在の医薬情報部）は正確な血中濃度のデータをそろえる必要があると考え、感染症専門医師らの指導のもと、全国の主要 42 病院で 337 例の厳密な血中濃度測定を実施しました。

その結果、CET の血中濃度が点滴中は［(24 ± 9) ×投与量÷点滴時間］で表され、点滴終了後の半減期は 15 〜 30 分であること、点滴中は血中濃度がほぼプラトー（通常の抗生物質ではプラトーにならないのですが、ケフリンの腎排泄速度が速いため点滴中の血中濃度がプラトーになる）になることを 1972 年に発表しています（文献発表は 1974 年）。

この血中濃度のデータ収集は、初めは MR 部門がお手伝いをして実施されました。しかし、当時は微量点滴注入器具がありませんでしたし、点滴速度は点滴の滴数を目視で調節する必要があるうえに、輸液残量が減少するにしたがって点滴速度が落ちるのです。それを MR 活動の片手間に、実際に点滴速度を調整する看護師さんと連絡を取りながらやる作業では、点滴時間などにバラツキが大きく、使用に耐える正確なデータにはなりませんでした。それ故、製品部は厳密な

菌株 No.	MIC μg/ml	接種菌量	残存菌量 %					
			30min	1h	2h	4h	8h	24h
4102	10	2.88×10^6	62.15	3.8	0.003	0.0015	0	0
4147	10	3.33×10^6	119.8	4.3	0.007	0	0	0
平均値			90.9	4.1	0.005	0.0007	0	0

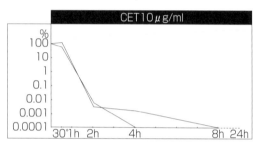

図5 E.coliに対する10μg/ml CETの殺菌効果（培地ABM3）
出　典：Stille W, Shah P : Kinetik der Bakterizidie von Ampicillin, Penicillin G, Carbenicillin, Cephalothin, Kanamycin, Gentamycin Polymyxin B und Sulfamethoxazol/Trimethoprim gegenüber E. coli. Arzneim.-Forsch. *Drug Res* 1973 ; 23, Nr 1: 58-60.

データ収集をやり直さなければならなかったのです。

　このような事態になったことから考えると、厳密な臨床試験に営業に関わるMRが関与する際には、十分注意してプロトコールを組まなければ、正確な結果が得られない可能性が大きいことを示唆していると考えられます(もちろん、データの改ざんなどは論外ですが…)。

　さらに製品部は1973年には、ケフリンの暴露時間による細菌数の減少推移を示すデータ（**図5**）と、ケフリンと同じ作用機序で殺菌効果を発揮するPC-Gで、PC-Gに1.5時間暴

試 験 菌：Group B β-溶連菌（MIC 0.12μg/ml）
接種菌量：2〜5×10⁶個
培　　地：Blood broth+PC-G（0.1〜0.15μg/ml）
作用時間：1.5時間
ペニシリナーゼ：10u/ml

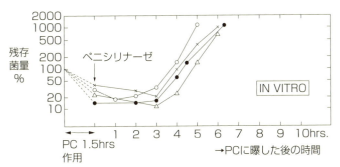

図6　1.5時間 PC に曝された β 溶連菌のその後の菌数変化
出　典：Eagle H, *et al*.: The Bactericidal Action of PC in Vivo. *Ann Intern Med* 1950; 33: 544-571.

露して生き残った細菌を PC-G を含まない培地へ接種すると、細菌数の減少スピードは落ちて減少し続けるが3時間後には増殖を開始する（**図6**）、マウスの足の筋肉へ接種すると同じように減少し続けるが6時間後には増殖を開始する（**図7**）というデータを見つけ出しました。

この2つの論文を用いて製品部は感染症専門医師らに相談のうえ、ケフリンを投与する場合には、1回投与量は感染部位で想定菌の1MICを上回る濃度を少なくとも1〜1.5時間保ち、感染部位での濃度が1MICを下回る時間は、抵抗力が0の患者では3時間程度、抵抗力のある患者では6時間程度

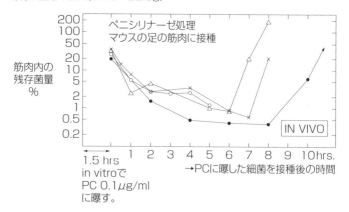

図7 1.5時間PCに曝された後、マウスの足の筋肉に接種されたβ溶連菌の菌数変化

出　典：Eagle H, *et al.*: The Bactericidal Action of PC in Vivo. *Ann Intern Med* 1950; 33: 544-571.

となるよう投与間隔を設定する必要があるのではないかという「Shah & Eagle 仮説」を提案したのです（**図8**）。

これにより、MRは感染症例ごとに患者の抵抗力を基礎疾患・年齢・重症度・罹患期間・感染部位・感染症状の程度などをもとに考慮して、投与量・点滴時間・投与間隔についてディスカスし、経過をトレースするようになりました。場合によっては、ケフリンの2回目以降の投与時にも1回目と同じように細菌数が減少すると仮定して、全体の細菌数の減少傾向を想定したグラフ（**図9**）を提示したりして、医師とディスカッションすることもありました。

外科系手術患者でも、術式・手術時間・出血量・人工器材

5 ケフリン

1. 24時間持続点滴で、有効血中濃度（抗生物質濃度＞MIC）をできるだけ長く維持すること。

A投与法

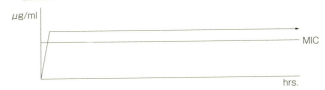

2. 上記投与ができない場合は、有効血中濃度の維持時間が1〜1.5時間以上になるように、また有効血中濃度の切れ目は(1)3時間以内（抵抗力がない場合）、(2)6時間以内（正常の抵抗力の場合）になるように、殺菌性抗生物質を投与すべきである

B投与法 　　抵抗力＝0

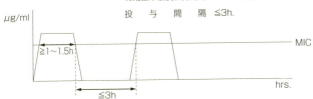

C投与法 　　抵抗力＝正常

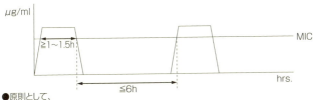

● 原則として、
　感染部位での薬剤濃度≧MICを得るためには、血中濃度はできるだけ高い方がよい。

図8　殺菌性抗生剤の投与スケジュール

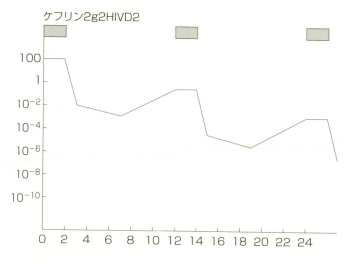
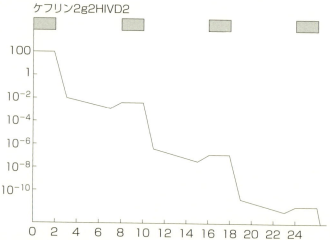

図9 細菌数の減少推定図(上段:ケフリン 2g2hIVD2 回投与、下段:3 回投与)

日付	6/16	17	18	19	19	21	22	23	24
	CET 8g 24時間連続投与				CET 2g×4（6時間毎投与）				
Fieber	38.8		39.2		38.7		37.5		36.6
WBC	14500		15000		14700		10800		7600
CRP	5+		5+		5+		2+		−

図10　62歳女性　不明熱

使用の有無（ペースメーカー・弁・人工血管・人工骨頭など、当時は材質やその機能が発展段階で、組織との相性が悪いとか感染が起こりやすいとか色々な問題点がありました）などをもとに、術後感染の可能性・危険性について医師とディスカッションし、投与量・点滴時間・投与間隔について提案できるようになったのです。

Shah & Eagle 仮説に基づくディテール

その結果、ケフリン 8g 24時間連続点滴で改善の見られない敗血症症例で、Shah & Eagle 仮説に基づいて、1回 2g2時間点滴で4回投与に変更すると、1日投与量は同じ 8g なのに症状が劇的に改善した症例（図10）もありました。

現在では、抗生物質の殺菌効果について「薬物動態：Pharmacokinetics（PK）」や「薬力学：Pharmacodynamics（PD）」を考慮した PK/PD 理論が提唱されています。それによると、ペニシリンやセファロスポリンの殺菌効果は細菌

が抗生剤と接触している時間が長いほど効果の出る時間依存性（time dependent）抗生物質とされています。

　この表現方法だと4回に分割する6時間ごとの投与法より24時間持続投与の方が優れていると勘違いしそうです。しかし、細菌とケフリンの接触時間がどのくらいだと最も効果的に殺菌力が発揮されるのかが問題になります。その効果的接触時間が「1～2時間の点滴で得られる接触時間」だったのです。つまり、1日の投与量が同じなら、効率的に菌が減少する接触時間を考慮した分割投与の方が高い濃度が得られるため、MICの高い細菌でも叩けます。1回の投与で細菌数は減少しますので、間隔を明けても細菌が再増殖する前に叩けば連続投与時より効果的なのです。

　ケフリン8gを24時間持続投与した場合と、2g2時間点滴を4回投与した場合の血中濃度を、ケフリンの血中濃度を推測する計算式から描いてみると（図11）、8g24時間持続点滴では$8\mu g$/ml、2g2時間点滴では$24\mu g$/mlとなります。先ほどの「Shah & Eagle仮説」からすると、1回殺菌性の抗生剤で叩かれた菌は、その後、抗生物質のない状態でも、体力のまったくない状態で3時間、ある程度人体の防御力がある状態で6時間は菌量が減少します。点滴時間を含めて単純に計算すると、体力のまったくない状態で2＋3＝5時間、ある程度人体の防御力がある状態で2＋6＝8時間は菌量が減少し続けることになります。だとすると、8g24時間持続点滴より高い血中濃度が得られる2g2時間点滴の4回投与の方が効果的な投与方法になります。

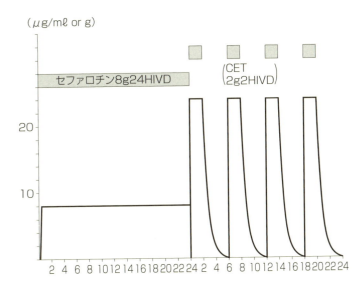

図11 CET8g24時間連続投与時（左）と2g2時間点滴×4（右）の血中濃度

　この症例が社内にフィードバックされると、他のMRからも同じような症例を体験したという報告が相次ぎ、私たちはShah & Eagle仮説の正しさを確信したのです。

効果不十分症例の対応

　また、効果不十分な症例ではどんなことが考えられるかと言うと、細菌のMIC分布図（図12：ケフリンの図が入手できませんでしたので、他の抗生剤のもので代用）を見ると、その濃度は上段に$0.05\,\mu \mathrm{g/mL}$から順次倍になるように対数メモリで記載されています。左サイドの菌は感受性が高

	菌名	株数	≤0.05	0.10	0.20	0.39	0.78	1.56	3.13	6.25	12.5	25	50	100	>100
グラム陽性菌	Staphylococcus aureus (MRSA)	84				1.2	97.6	100							
	Staphylococcus aureus (MRSA)	134						0.7	1.5	3.7	6.7	11.2	21.6	66.4	97.0	100
	Staphylococcus epidermidis	133		0.8	4.5	13.5	24.1	31.6	49.6	63.2	72.9	80.5	88.0	100	
	Staphylococcus pyogenes	60				73.3	100								
	Staphylococcus agalactiae	69					65.2	98.6	100						
	Staphylococcus pneumoniae (PSSP)	54		25.9	98.1	100									
	Staphylococcus pneumoniae (PSSP+PRSP)	74				13.5	28.4	35.1	50.0	87.8	100				
グラム陰性菌	Escherichia coli	164	72.6	86.6	93.3	95.7	96.3			98.2	98.8	99.4			100
	Klebsiella pneumoniae	87	73.6	90.8	94.3	100									
	Klebsiella oxytoca	62	87.1	95.2	100										
	Proteus mirabilis	62			79.0	100									
	Proteus vulgaris	46		2.2	21.7	87.0	100								
	Morganella morganii	59					28.8	61.0	94.9	100					
	Providencia spp.	32	65.6	81.3		87.5		90.6	96.9			100			
	Haemophilus influenzae	100			1.0	27.0	59.0	66.0	78.0	87.0	98.0	100			
	moraxella (Branhamella) catarrhalis	57	21.1	35.1	59.6	98.2	100								
	Neisseria gonorrhoeae	25			4.0	24.0		56.0	76.0	100					
嫌気性菌	Peptostreptococcus spp.	31	38.7	41.9	64.5	77.4	80.6			87.1	100				
	Bacteroides fragilis	41		2.4	7.3	48.8	65.9	80.5	82.9	90.2	92.7	97.6	100		

図12　抗生剤のMIC分布

く、右サイドへ行くほど感受性が悪くなっています。そうしますと、効果が不十分な症例が増えて来たということは、このMIC分布が右へシフトしていることになります。1メモリ右へシフトすると、倍の値になりますから、細菌が抗生物質に効かなくなる要因として感受性濃度(最少発育阻止濃度：MIC)が倍々ゲームのように悪化している可能性が示唆されます。そこで、1回量を倍にして投与することを提案し、実際に改善した症例も多く経験しました。

　このような1回投与量を増やして治療する方法は、ケフリンと同じように動物の細胞には存在しない細菌の細胞壁に作

日付	9/24	25	26	27	28	29	30	10/1	2	3
		CET 2g×4				SBPC 5g×4				
Fieber	37.8		38.2		38.8		37.2			36.7
WBC	13400		14100		14300		11000			6500
CRP	3+		3+		4+		2+			−

図13 48才男性 不明熱

用して殺菌するPC-Gが欧米で同様な考え方で大量投与されていたことや、ケフリンの欧米での大量投与事例も参考に検討されました。もちろん、ケフリンが効き難い症例では、ケフリンの抗菌範囲外の緑膿菌等が原因と想定される場合には、SBPC（sulbenicillin：スルベニシリン）・CBPC（carbenicillin：カルベニシリン）・GM（gentamicin：ゲンタマイシン）に替えての投与方法も医師と検討しました。SBPCやCBPCへ変更される際にも、細菌への作用機序が同じPC剤ですので、Shah & Eagle仮説に従った投与方法を提案して症状が改善した症例（図13）も経験しました。そのため、後にSBPCやCBPCを担当している他社のMRから「うちの製品を勧めていただき、ありがとうございます」と感謝されたこともあります。

適正使用のサイクルを廻す

このように、色々な場面で医師とディスカスしながら、そ

れぞれの患者さんに最適な投与方法を提案し、患者さんが改善されていくのを塩野義のほとんどの MR が経験したのです。

　これはまさに、現在言われている「適正使用のサイクル」を廻した経過であり、このサイクルを廻せば、自ずと販売量はついてくることを実感できた貴重な経験でした。この状況について、製品部はファルマシア・レビューに「臨床情報のサイクルを生かして」と題して発表しています。

　このような状況でしたので、当時は医師の塩野義の MR に対する信頼度・好感度もナンバー１と評価されており、マスコミが塩野義を紹介するときには、「優れた販売力のある」という前置詞がついて紹介されていました。

　このようなディテールをしていると、医師から病棟の医師勤務室や研修医室に呼ばれることが多くなり、どこの病棟へもフリーパスで出入りできるようになってきました。病棟などへ出入りするようになると、自社製品のターゲットとなる疾患やその患者さんを担当するターゲット医師が誰なのか、外科系では手術予定患者とその担当医師など、諸々の MR 活動にとって涎の出るような貴重な情報が容易に入手できたのです。その情報をもとに、タイミングを見計らって医師が担当している疾患の問題点や治療方針を教えていただき、お役に立ちそうな情報とともにその疾患に合わせて自社品のディテールをすると、すんなりと受け入れられたものです。

収集されたトレース表の副作用解析

　また、1977年には製品部は、発売以来MRが経過をトレースして収集したケフリンのCase report 189,555症例のうち「副作用またはその疑いあり」と報告された1571例について、詳細に解析し公表しています。MRが収集したCase reportの信頼性自体、特に有効と判定されたような症例については十分な検討が必要という問題点がありますが、「副作用またはその疑いあり」と報告された例については公表の価値ありと考えたものです。この解析結果から、投与開始から副作用発生までの日数や薬剤熱・肝機能障害・白血球減少症が投与中止後何日程度で回復しているかとか、24g/日以上の投与量や患者さんの年齢が高くなるほど発生頻度が高くなるなど（図14～17）の情報が得られ、医師にフィードバックしてさらに安心して処方していただける情報となったのです。薬事法（現在の医薬品医療機器等法）改正によって、副作用の企業報告が法制化されたのは1979年ですから、その前にこれだけの副作用データを集積できていたことに誇りを覚えます。

投与量の倍々ゲーム

　しかし、副作用調査のデータ解析結果にも出ているように、発売後10年近く経過すると、ケフリンの効き目も徐々に悪くなり（耐性化）始めていましたが、PC-Gの大量投与法を真似たケフリン24g/日を超えるような大量投与法が実施されるようになっていました。そのようなケフリン大量療法に

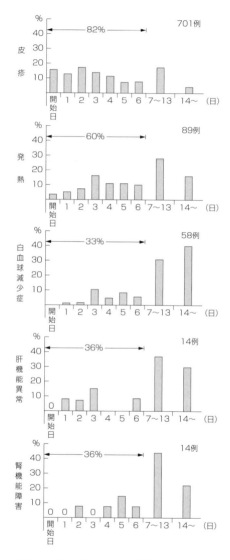

図14 ケフリンによる副作用の発生時期

5 ケフリン

■白血球減少症の随伴症状

随伴症状		例数	
随伴症状あり	発熱	18	34
	発熱・発疹	8	
	発熱・しびれ	3	
	発熱・咽頭炎	1	
	発熱・口内炎	1	
	発熱・肝腫	1	
	発熱・関節痛	1	
	発熱・全身倦怠感	1	
随伴症状なし		3	
不明・記載なし		23	
合計		60	

■白血球減少症の随伴症状

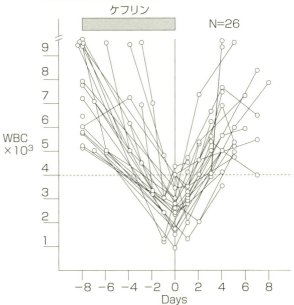

図15 ケフリンによる白血球減少症

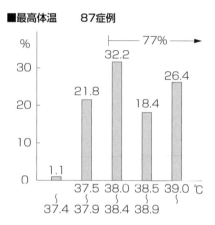

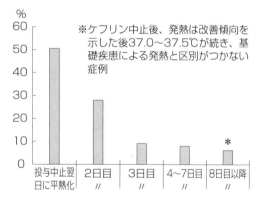

- 他の過敏症状を伴わず、発熱が単独で現れた場合の診断は難しく、投与中止で下熱したことにより初めて薬剤熱と診断された症例が多かった。
- 薬剤熱発生時の最高体温は38℃以上の症例が77%と、比較的高熱を呈した症例が多かった。
- 投与中止により速やかな下熱傾向が見られ、その約半数は投与中止の翌日に、また、大部分の症例は2日以内で平熱化していた。

図16 ケフリンによる薬剤熱

5 ケフリン

■最高1日投与量別発生頻度

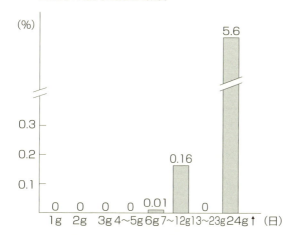

■腎機能障害例の年齢別発生頻度

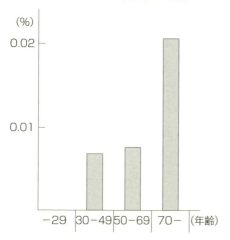

● 最高1日投与量が多くなるに従って発生頻度は高くなり、また、年齢が高くなるほど発生頻度は高かった。

図 17 ケフリンによる腎機能障害（14例）

対して、感染症専門家の東京慈恵医科大学（当時）の上田泰教授は「薬剤の大量使用などということは、薬剤使用の本質とは思われない」とする一方で、「しかし、このような大量使用の検討の必要性は、従来の化学療法では困難な難治性感染症が多発している今日、緊急な問題であろう」と苦言を呈しながらも、事態の深刻さからやむを得ないという発言をされています。

　もちろん、ケフリンで治癒しない患者では、
　　①原因菌は正確に捉えられているか？
　　②抗生剤の選択に間違いはないか？
　　③感染巣の部位に間違いはないか？
　　④感染症でない可能性はないか？
　　⑤薬剤の副作用の可能性はないか？
　　⑥γグロブリン投与の必要性はないか？
　　⑦G-CSF投与の必要性はないか？
　　⑧ステロイド添加の必要はないか？
　　⑨毒素除去（細菌産生の）の必要性はないか？

という点についてディスカスしながら、その後の治療方針を医師に決めていただくのですが、ケフリンの投与量を増量することで治癒する患者さんも多く、その経験が積み重なるにつれて、安易にケフリンを増量する治療が通用するようになっていたのです。

5 ケフリン

販売量増大の悪影響

　営業的に見ると、1人の患者さんで投与されるケフリンの量が倍々ゲーム的に増えるのですから、笑いが止まらない状態と言えます。そうなると、他社の製品との販売競争ではなく、社内での販売額競争の様相を呈するようになっていったのです。そして、交際費もディテール以前の問題（例えば、まったく話を聞いてもらえないような状況）を解決するためとか、医師の学問的支援の範囲に限られていたものが、学問的支援を装った医師の学会出席支援とか、その学会への同行・慰労会開催とエスカレートし、遂には何でもありの状態となっていったのです。なかには、「やっぱお銭々（おじぇじぇ）だぜ！」とのたまう部長さえ出現する有様でした。

　また、ケフリンの売上がアップした施設では、自然な結果として、ケフリン投与患者の経過をトレースしたトレース表の提出数が多い傾向が認められていました。

　そのため、いつの間にか営業部の上層部の間で、「トレース表提出数が多いと売上実績が上がる」という考え方が短絡的に独り歩きするようになったと思います。そして、トレース表提出競争が起こると同時に、MRに対してトレース表提出数を強制する指導も起こるようになり、それまでの正確なトレース方式が壊れていったように思います。それでも、ケフリンの製品の良さと、ふんだんな交際費のお蔭で、売上は増加し続けたのです。このような、ふんだんな交際費による販売アップに溺れて、適正なディテール、トレースがおろそかになりました。

1980年にセフメタゾン、1981年にパンスポリンという第2世代のセファロスポリン注射が発売されましたが、それでも、それまでのディテールの成果とさまざまな交際費接待の効果もあって、ケフリンはその座をなかなか明け渡さなかったのです。

6

ケフレックス／ケフラール
（経口セフェム系抗生物質）

　セファロスポリン系注射剤であるケフリンの発売から4年後、同じセファロスポリン系の内服剤であるケフレックス（一般名：セファレキシン、イーライリリー社より導入、1970年発売）が発売となりました。ちょうど、ケフリンのディテールによって、セファロスポリン系の抗生物質が動物には存在しない細菌の細胞壁の合成阻害によって殺菌作用を発揮するので安全性が高いことと、感染症治療に優れた効果を発揮することを医師が理解してくださりつつある時期で、ケフリンで色々なMRからフィードバックされた成功体験を、そのまま他のMRが真似て実施して成功したという成果が次々と確認されている時期でした。

　そこでケフレックスによる効果を医師に確認してもらい、その優れた効果を理解していただくというディテール方法は同じだと考えられました。そのために、ケフレックスが殺菌性の抗生物質で、クロマイ・テトラサイクリン・エリスロマイシンといった従来の静菌性抗生物質よりも早く効果が現

れ、早く治癒する可能性があることから、その「クイック・レスポンス（quick response）」を医師に意識して確認してもらうディテールが模索されました。

ディテールのマニュアル化

当時は、色々な業界で「マニュアル化」が話題となっていました。製造業界では色々な製造機械が改良・進化しつつある時期で、熟練工でなくても誰でも優れた仕事をこなせるようになることが模索されていました。そのような状況下では、操作手順などがマニュアル化されると、機械を操作する作業者が短い訓練期間で事故率の少ない効率的な作業を修得できるようになったのです。そして、誰が操作しても同じ結果が得られるようになり、大きな成果を上げていました。マクドナルドなどの接客業でもマニュアル化が採用されるようになって、お客様に対する挨拶の言葉をはじめ、接客用語を統一化して社員の教育を徹底する方式が話題を呼んでいました。

塩野義ではケフリンのディテールで多くの医師から賛同を得ていたことから、「医師からグッド・レスポンス（good response）をいただけた実績の積み重ねがある」とMR部門の上層部はある種の自信を持っていたように思います。それ故、ケフレックスの効果、つまり「クイック・レスポンス」について、医師から「グッド・レスポンス」をいただくために、ケフレックス投与患者を再来させて医師に「症状がいつもより早く改善されたこと」を確認していただくという「医

6 ケフレックス／ケフラール

師との対話マニュアル」が提案されました。

　当時は外来感染症の患者への処方は開業医で3日分、病院外来でもせいぜい5日分処方だったと思います。それ故、再来する患者さんは症状が軽快せず残っている場合がほとんどですので「クイック・レスポンス」は確認できませんし、治った患者さんは再来しませんので当然確認できません。せいぜい再来患者が減ったかどうかを医師に聞くのですが、適当な返事しかもらえなかったものです。

　それに対して、マニュアル通りの対話ができないことを報告すると、当時の営業本部からは「ちゃんとマニュアル通りにやれ！」と叱責されるようにさえなりました。こうなると、現場からの報告はマニュアル通りのものになってしまい、目的を達成するためのPlan → Do → Check → Act（PDCAサイクル）が廻らなくなってしまいます。マニュアル通りにやったという嘘に近いような報告がはびこるようになったように思います。

　しかし、会社全体のケフレックスの販売額は、ケフレックス自体の優れた効果と安全性が認められて増大し、内服抗生剤のトップセラーとなりました。販売量が期待通りに増えたため、「ケフレックスの対話マニュアル」はMR活動の現場ではほとんど実施されることもなく、また、そのことを咎められることもなく、「マニュアル通りやっています」という悪い報告習慣だけが残ったように思います。

　私の場合は、営業本部の考え方も面白いと思いつつも、実際に実施することが難しいので、「殺菌作用によって早く細

菌の数が減り、人体が細菌に対応する免疫力を温存できるのではないか」ということを中心にディテールをしていました。この点については、当時は医師も「そうかもしれんなぁ」といった程度の反応でした。どちらかと言うと、ケフリンで望むような結果が得られていたので、「お前の言う通りなのだろう」といった反応だったように思います。実際には、初めてのセファロスポリン系内服抗生物質ということで処方され、その優れた効果と副作用の少なさが認められて勝手に販売量が増えていったような気が、私にはしてなりません。

銘柄別薬価収載方式の影響

　1978年の薬価改定では銘柄別収載方式が採用されました。それまでの統一限定収載方式ではセファレキシンカプセル250mgは294円で、どのメーカーの製品でも同じ薬価でしたが、Aランク品220円50銭・Bランク品170円・Cランク品120円となりました。塩野義のケフレックスはAランクの高い薬価が認められ、私どもMRとしては「なるべく、安売りはしない」「自社品に責任を持つ」という塩野義の姿勢が評価されたものと誇りに思ったものです。

　この銘柄別薬価では、例えばAランク品を薬価から30%（66円15銭）値引きして販売すれば、同じ薬価差益の金額になるにはBクラス品は38.91%、Cクラス品は55.12%値引きしなければなりません。つまり、医師はAランク品を使った方が利益金額（薬価差益）を得やすくなりましたし、

Aランク品ということが医師の自尊心をくすぐったような雰囲気もあり、Aランク品のケフレックスを扱うMRとしては、宣伝・販売に当たってずいぶんと助かったものです。もちろん、一部には、Cランク品を使用しながらAランク品で保険請求する開業医もいましたが、MRとしては、そのような医師は自然と見捨てるようになっていったものです。

殺菌性抗生物質の功罪

ケフレックスなどの殺菌性抗生物質の人間社会に対する貢献度について、当時ははっきりと指摘することはできませんでしたが、後に小児のβ溶連菌感染治癒後1～2週間後に発症し後天性心内膜炎を引き起こすリウマチ熱が、セファロスポリン系抗生物質出現後、日本や先進国で激減しているデータを見て納得したものです。真性リポイド腎炎でははっきりしたデータはいまだ目にしていませんが、最近はその発症を耳にすることが少なくなったように思います。リウマチ熱と同じような生体反応で発症する例が多いことを考えると、真性リポイド腎炎の発生も激減しているのではないかと思われます。

これらの疾患は、静菌性抗生物質による治療では、治療によって原因菌が殺菌されて減少するわけではなく、増殖をさせなくするだけですから体内に残っていて、細菌は最終的に人体の免疫反応によって排除されることになります。そのため、細菌が完全に排除されるまで時間がかかります。その間に、その細菌に対する免疫反応が起こり、その抗原抗体に対

して自己免疫抗体反応が起こること（免疫複合体の発生）によって発生する疾患と考えられています。

それに対し、ケフレックスのような殺菌性の抗生物質は細菌を直接殺菌しますので、体内の細菌数は早期に減少あるいは0に近づくため、免疫複合体も発生せず、リウマチ熱や真性ネフローゼといった疾患そのものが発生し難くなったのだと思っています。

余談ですが、私の中学時代の友人は、小学生の頃にリウマチ熱を患い後天性心内膜炎を起こし心臓弁膜症を患っていました。彼の小学生時代には、プレドニンといった副腎皮質ホルモン剤やセファロスポリン系の抗生物質は存在せず、リウマチ熱から心内膜炎に進展するのを防げませんでした。通常のリウマチ熱から心内膜炎に進展した患者よりは長く生存できましたが、最期は44歳で（寿命は20歳代までと宣告されていました）、ドーパミン・ドブタミンといった心収縮力増強剤が発売される直前に亡くなりました。いずれの薬の開発にも間に合わなかった人生だったと、薬との巡りあわせの運・不運を感じさせられたものです。

もちろん、殺菌性の抗生物質が良い結果だけをもたらしたとは思っていません。現在、日本では多くの方々が花粉症を患っています。1970年代に患者数は3〜4倍に増加し、1994年の花粉症を含めたアレルギー性鼻炎の調査では、その患者はおよそ1800〜2300万人と推定されています。また、2005年末〜2006年にかけて行われた首都圏8都県市によるアンケートでは、花粉症と診断されている人が21％、自覚

症状から花粉症だと思うという人が19%、すなわち花粉症患者は40%という数値も出されています。

その原因として、生活環境が格段に清潔になったため幼少時に色々なアレルゲンに曝されることが減ったことと同時に、1つのアレルゲンであった細菌類が殺菌性の抗生物質の投与によって体内でアレルゲンと認識される前に殺菌されて減少・消滅されるようになり、人間の免疫力が温存されるようになって、その温存された免疫力が花粉にまで反応するようになったのではないかという説があります。

回虫をわざわざ体内で飼うことによってスギ花粉症が発生しなくなることから、東京医科歯科大学寄生虫学教授の藤田紘一郎先生が「寄生虫によるスギ花粉症抑制説」を提唱していることから考えると、殺菌性の抗生物質も清潔な生活環境の進化とともに花粉症の引き金を引いたと言えなくもないようです。

マイコプラズマ肺炎の発生

1980年代になるとマイコプラズマ肺炎が話題となることもありました。マイコプラズマとは細菌でもウィルスでもなく、細胞壁のない細胞膜だけで生存している病原菌で、細胞壁の合成を阻害して薬効を発揮するペニシリン系薬剤やセフェム系薬剤が効果のない相手です。

この話を聞いたとき、私は「細胞壁の合成を阻害して薬効を発揮するペニシリン系薬剤やセフェム系薬剤に曝された細菌の中に、細胞壁がなくても細胞膜だけで生存できるように

進化した細胞が発生した」のではないかと思ったものです。そう考えると、これもセフェム系薬剤の爆発的普及の影響かもしれません。幸い、細胞壁がないのですから、細胞内の代謝機構に作用するエリスロマイシン系薬剤やテトラサイクリン系薬剤の投与を、医師とのディスカッションからお勧めしてみて、効果が見られたのでホッとしたものです。ちょうどこの頃、公益財団法人結核予防会理事長の工藤翔二先生（当時都立駒込病院）が「瀰漫性汎細気管支炎に対するマクロライド系抗生剤の少量長期間投与」を発表されており、エリスロマイシン系薬剤の摩訶不思議な作用にビックリしたものでした。

ケフラールの安全性調査

ケフレックス発売から12年後、1982年にグラム陰性菌での抗菌力を増強した第2世代のセフェム内服剤としてケフラール（一般名：セファクロール、イーライリリー社より導入）が発売されました。注射剤では塩野義には第2世代の製品がなくて苦労していましたが、ケフラールはケフレックスがやや効き難い症例が経験されつつあったので、ほとんど抵抗なく医師に受け入れられ、順調に処方していただくことができました。

ケフラールについては、現在、医薬ビジランスセンターで理事長を務めておられる浜六郎先生（当時阪南中央病院）から「ショックの発生率が高いのでは？」と指摘されました。

それを受けて、1989年に塩野義製品部は臨床開発部の協

6 ケフレックス／ケフラール

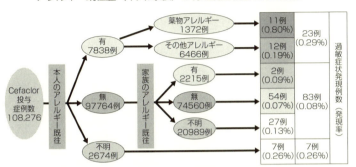

図18　どのような結果であったか

力を得て、東京大学医科学研究所付属病院長の島田馨教授を世話人とするセファクロールの安全性調査を連続調査方式（一定の調査期間中に調査施設に来院した患者で、調査薬剤に適応のあるすべての患者に調査薬剤を投与して結果を追跡する調査）で実施（1989〜1992年）し、図のような結果を得ています。

この調査は、アナフィラキシー・ショックの発生率を0.05％と想定したときに3件以上のアナフィラキシー・ショックを90％の確率で捕捉するために必要な目標調査対象症例数を106,447症例として、ケフラールの販売実績に比例させて地域別・施設の規模別・診療科別分配し、904施設で1ヵ月間の連続調査方式で108,549症例を収集したものです。こ

■**患者のプロフィール及び経過**

患者のプロフィール	今回の経過・処置・転帰
1. 性・年齢: 　男、3歳1ヵ月	1989.9.14　伝染性膿痂疹*で外来受診 　　　　　Cefaclor細粒450mg分3、併用薬なし
2. 感染症名: 　伝染性膿痂疹(顔)*	19:30〜20:00 : 夕食（日本食/タコ、サケ等） 21:00 : cefaclor 細粒150mg（第1投目）内服
3. 基礎疾患: なし	21:15〜21:20 : 歯痛(+)、舌痛(+)、腹痛(+)、 　　　　　　　顔面腫脹(++)
4. 合併症: なし	
5. アレルギーの既往歴 　本人…なし 　家族…不明	21:30 : 入院 　所見: 血圧低下、徐脈、意識障害(+)、 　　　　冷汗(+)、チアノーゼ(+)、四肢腫 　　　　脹(+)、全身蕁麻疹(+)、嘔吐(+) 　処置: 輸液、ボスミン、ステロイド投与
6. Cefaclor投与歴・ 　アレルギーの有無 ・1987.11.17〜2日間 　　異常なし	9.15　1:30　転帰: すべての症状が消失 　　　　　　　　意識正常化（回復）
・1988.4.27〜3日間 　　異常なし	11.29 : RASTt**(-)
・1989.5.28〜3日間 　　異常なし	因果関係　cefaclor…関係あるかもしれない 　　　　　夕食（日本食/タコ、サケ等）…関係ないらしい

*適応外疾患
**RAST: Radioallergosorbent Test

図19　アナフィラキシー・ショックの症例

の調査で、本人や家族のアレルギー既往の有無で、ケフラールによるアレルギー発生頻度が異なることが確認され、投与前の問診の重要性などが確認されています（図18〜22）。

6 ケフレックス/ケフラール

■副作用の種類別発現頻度

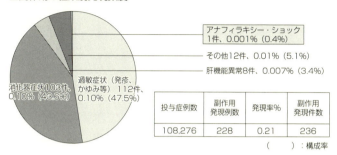

図20　副作用症例 228 例の内訳

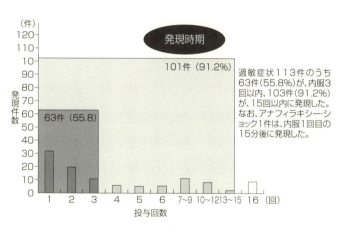

図21　副作用の転帰

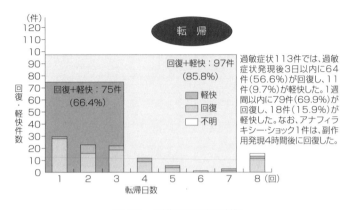

図22　副作用の発現時期

　この結果を医師にお知らせすると、「よーくこんな調査ができたなあ、元々言われていたことではあるが、やっぱり患者さんだけでなく家族歴も取ることが肝心なのだ」と納得していただけました。また、この成績は1993年に米国ニューオリンズで開催された米国微生物学会主催のインターサイエンス（ICAAC：Interscience Conference on Antimicrobial Agents and Chemotherapy）で発表（ポスター）されましたが、発表に立ち会った医薬開発部担当者の話によると、ドイツやフランス、米国などの小児科や内科の感染症専門医から「このような地味な調査はなかなか行われないが、臨床医に役立つ立派な内容だ」と評価されたと聞きました。

　この調査が1997年に医薬品等安全性報告制度が制定され、製薬企業からの副作用・感染症報告が義務化されるとともにモニター医療機関が指定され、2003年には医療機関からの

報告も義務化されたことを考えると、その前に実施された調査であり、私たち MR も関与（主に調査用紙の回収に関わっただけですが）できたことに感慨を覚えます。

7

ドブトレックス
（急性循環不全治療剤）

　1987年に発売されたドブトレックス（一般名：ドブタミン、イーライリリー社より導入）は、循環不全を起こした心臓に作用して心臓からの血液拍出量を増やす薬で、事故やショックなどによって急激に起こる循環不全や、年齢や疾患の進行によって心臓の拍出力が低下している循環不全を改善します。

　同系統の薬として協和発酵からイノバン（一般名：ドーパミン）が1984年に発売され、救急センターでの循環不全や終末期患者の循環不全への投与が浸透し始めていました。

　イノバンの強力な心臓拍出量の増加はたちまち話題となり、「これで循環不全の患者が助かる」という反応もあったのですが、「恐ろしい薬だ、終末期の患者が死ななくなった」「終末期の患者に長い期間投与していたら、手足が真っ白になって蝋のようになって、冷たくなってやっと死んだ」という反応が聞かれていました。

イノバンとドブトレックス

　イノバンの3年後に発売されたドブトレックスは、イノバンと同様に用法・用量は「1〜5μg/kg/分を点滴静注し、20μg/kg/分まで増量できる」となっています。相違点は、イノバンは3μg/kg/分までは末梢血管を拡張します。特に腎臓の血管を拡張し尿量を増加させます。それ以上の濃度では抹消血管を縮小させますし、肺楔入圧（血液が肺循環から心臓に入る際の圧：左心房圧を示すとされています）が上昇し、肺うっ血が起こりやすい（末梢血管が収縮して左心室から血液が排出し難くなって、左心房圧が上昇し肺楔入圧も上昇する）のです。

　それに対して、ドブトレックスは腎臓血管への特異的作用はありませんが、投与用量に応じて末梢血管を拡張するので、腎臓の血管もそれなりに拡張されます。そのため、ドブトレックスでは肺楔入圧が上がらないのです。

　それ故、「循環不全の患者には、先ずイノバンを3μg/kg/分まで投与し血圧と尿量を確保したうえで、さらに増量が必要な場合にはドブトレックスを投与する」のが正しい投与の仕方だと教育を受け、それに従ってディテールしてみました。しかし、現在のように簡単な安価な微量持続注入注射器はなく、微量持続注入器は病院全体で1〜2個しかない時代のことです。実際には500mlの輸液に混ぜて毎分ごとの点滴数で投与濃度を調節するしかなかったのです。

　点滴数で管理する方法では、投与開始時は予定通りの滴数で落ちるのですが、輸液の量が少なくなるにつれて点滴速度

が遅くなるため、点滴開始後から何回も点滴速度を調節する必要がありました。点滴速度は目視で確認するのですから、その調節は時計を見ながら1分間に落ちる滴数を確認することになります。ドブトレックスやイノバンの投与が必要となるような患者さんは抗生剤など、ほかの薬剤の点滴投与も必要な状態であることがほとんどです。

イノバンとドブトレックスの投与のためにさらに2ルートの点滴回路を設けることは、それだけ手間と時間が増えることになります。特に救急センターにおける緊急時には微妙な点滴速度調節などはできない状況にありました。「そんなことやっておれない」という反応が大多数で、「もっと使いやすい方法を考えてくれ」「イノバンとドブトレックスを一緒に溶かして投与する方法はないのか」と言われたものです。

このような状況でしたので、製品部に対して「現場では、イノバンとドブトレックスを輸液に一緒にぶち込んで投与することになりやすい」「ドブトレックス単独の投与に関しては、医師が尿量を欲しがるので、どうしてもイノバンが先行してしまう」ということをフィードバックしたものです。

ドブトレック、イノバンの1:1混合投与

他のMRからも同様のフィードバックがあったらしく、製品部が色々と調査した結果、西ドイツ（当時）の大学院生が「ドブタミンとドーパミンを1:1に溶かした輸液で、肺楔入圧が上昇せず心拍出量が保たれる」という実験を発表しているもの（この文献は、その学生の学位論文だったと思いま

7 ドブトレックス

す。原文が見つからないため提示できませんが、その後日本でもイノバンとドブトレックスを 1:1 で輸液に溶かし投与し、循環不全が改善されたという文献が発表されています）を見つけてくれました。

そこで、救急センターの医師へは「イノバンとドブトレックスを 1:1 で輸液に溶かした状態で点滴速度を調節する」ことを提案してみました。これが意外とスムースに受け入れられました。それによって操作が簡単になり、多くの救急患者の救命に役立ちました。

当時の救急センターへは、主要な診療科から 2～3 ヵ月交代で若手の医師が派遣されていましたので、この「イノバン：ドブトレックスの 1:1 投与法」が各診療科の病棟へ浸透していくことになりました。このイノバン：ドブトレックスの 1:1 投与法よって、イノバン単独投与時に見られた「手足が真っ白になって蝋のようになる」現象は、ドブトレックスが末梢血管を拡張する作用を持っているので見られなくなり、患者さんの手足は温かく肌色のまま維持されるようになりました。

このような終末期の患者さんでは治療期間が長くなるにつれて投与量が徐々に増えて、用法用量に記載された $20\mu g/kg$ 以上の（数倍の）投与量になっていきますので、担当MR としては「他人の不幸を嬉しがる」ことになるという因果を感じたものです。しかし、私どものディテールで本来ならば $3\mu g/kg/$ 分程度までしか投与されないはずのイノバンの投与量をも増やしてあげることになり、なにか悔しいよう

な感情を持ったものでした。

現在では、簡単かつ安価な微量持続注入器が開発されていますので、救急センターの患者さんは何個もの微量持続注入器で管理されています。そのような状況を見ますと、医療機器の進歩の早さにとても驚かされます。

終末期の患者さんの話を医師から何回かお聞きしているなかで、脳外科の患者さんで、数ヵ月に及ぶ「イノバン・ドブトレックス」投与の後、お亡くなりになり死体解剖を行った際に、頭を開けたら「脳が液体のようになっていて、ザーと流れ出した」という話なども聞かされました。つまり、頭はまったく駄目になっているのに、体循環を維持することで生命が維持されたということです。この頃から、こういった「脳死」の問題や「無意味に長期間生き長らえさせる治療は必要なのだろうか？」といったMRにはとても手に負えないような問題も議論されるようになってきました。

リリー社の新人MRの指導

後に、ドブトレックスの発売元であるイーライリリー社が日本でのMR活動を開始し始めた際には、私の担当施設で1名のリリー社の新人MRの教育指導を依頼されました。おそらくドブトレックスの販売量が多かったからだと思います。そこで、救急センター担当のMR（当時、救急センターは入社3年目のMRに担当してもらっていました）とリリー社の課長さんとで話し合ってもらい、①ドブトレックス紹介、②ドブトレックスとイノバンの相違点、③ドブトレック

7 ドブトレックス

スとイノバンを 1:1 に混合して用いる利点、の3つについて説明会用のストーリーを作成しもらい、月に1回救急センターでお弁当付きのドブトレックスの説明会をリリー社の新人 MR に実施してもらうようにしました。救急センターへは各科から2、3ヵ月交代で若手医師（研修医）が派遣されていましたので、3つストーリーがあればちょうど良かったのです。

このやり方については、後に営業本部長から「あまり塩野義のノウハウを曝け出すのはいかがなものだろうか」という指摘を受けました。しかし、そのようなドブトレックスの説明会のやり方をしている MR はあまりいませんでしたので、おそらくドブトレックスの本来の投与方法を外れたイノバンとの 1:1 混注投与方法について、リリー社から何らかの指摘（クレーム）があったからではないかと思っています。

最近でこそ、救急センターでは1人の患者さんにいくつもの微量持続注入器がセットされて、それぞれの薬剤の必要量が正確に投与できるようになってきましたが、当時は、微量持続注入器が大型だったり高価だったりで用意し難い状況でしたので、1:1 混注投与方法は最善の投与方法ではなかったかもしれませんが、医師とのディスカスから生まれた次善の方法で、しかも多くの患者さんの治療に役立ったと思っています。

8

MSコンチン（持続性癌疼痛治療剤）／塩酸モルヒネ注

　前に述べたように、癌の患者さんの手術後の感染予防にケフリンを投与していただいていましたので、術後の患者さんの経過について医師にお話を伺う機会が多くありました。その際に、部分切除しかできなかった患者さんや開腹したものの手術不能だった患者さんなどで癌性疼痛と思われる疼痛の処置に翻弄される医師のお話を聞きながら、無力感を味わっていました。

　私自身も癌になったら、「いつ死んでも良い」という覚悟は決められるでしょうが、「生きている間の痛みだけは何としても免れたい」と思っています。それ故、MSコンチン（一般名：Morphine Sulfate 徐放性腸溶錠、ムンディファーマ社より導入）が1989年に発売されると、埼玉がんセンターの武田文和先生が参加されて1986年にまとめられた「WHO方式がん疼痛治療法」は興味深いものでした。それに淀川キリスト教病院ホスピスの柏木哲夫先生の話題を加えて、各科で説明会を実施しました。

8 MSコンチン／塩酸モルヒネ注

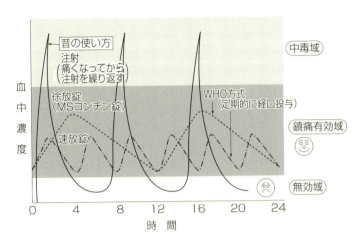

図23 モルヒネの体内濃度と作用の関係

　モルヒネは、紀元前5世紀にはエジプトのパピルスにアヘンとして記載されているほど、昔から用いられている薬です。ずば抜けた鎮痛効果と身も蕩けるような快楽感と短い連用でも起こる耽溺性から、禁断症状への進行も早くから認識されおり、「凄い薬だけど怖い薬」とされていました。それでも、その優れた鎮痛効果から、戦争時に負傷兵に投与されていたこともあり、兵隊が中毒症状を起こしたという記録が多く残っています。それだけ中毒症状を起こさないような使い方が非常に難しい薬だったのです。

　図23に示したように、モルヒネの血中濃度は、注射では鎮痛有効域を突き抜けて中毒域まで達するとともに、半減期が非常に短いため短時間のうちに鎮痛有効域から無効域にまで落ちてしまうため、鎮痛有効域に長時間保つことが難しい

のです。経口で散剤を用いた場合でも、吸収が速く半減期も速いのでコントロールが難しいのです。

それに一旦投与されると、減量する際に減量を急ぎ過ぎると禁断症状が出現し、減量前の倍量から減量をやり直す必要があります。減量は5～7日ごとに服用量を1/4～1/2の範囲で漸減してゆく必要があります。

この身体的禁断症状は、モルヒネの体内濃度が急速に減少することによって起こるもので、注射にしろ散にしろモルヒネの消退速度があまりにも早いために起こります。それ故、持続性製剤であるMSコンチンではほとんど起こらないものですが、最近では投与量もかなり増大していますので、減量に際してはやはり注意が必要です。

1960年代末になってやっと、モルヒネの優れた鎮痛効果を利用してホスピスで癌患者に対する疼痛治療がイギリスで始まりました。それでもモルヒネ散を4時間ごとに1日6回投与しなければならなかったのです。それ故、モルヒネの12時間ごとの投与を可能にした徐放性腸溶錠のMSコンチン錠の出現によって、癌疼痛治療が本格的に可能になってきたと言えます（図23）。

癌疼痛治療地域研修会

私の担当していた地域では、癌疼痛治療に関しては医師だけでなく、薬剤部の薬剤師さんたちも病棟業務を推し進めている時期で関心を持っていました。それ故、地域の病院や調剤薬局の先生方を含めた癌疼痛治療研修会が3ヵ月ごとに開

催され、薬剤師が関与した患者さんの報告もされるようになりました。

モルヒネの投与初期には「吐き気」や「便秘」が副作用として出やすく、そのために患者さんが服用を嫌がることのないように、吐き気には精神科用剤としても使われているノバミン（一般名：プロクロルペラジン、ローヌ・プーラン社より導入、1957年発売）、便秘には酸化マグネシウムやラクツロースやセンナを予防投与するようお願いしていました。ただし、吐き気は数日で身体がモルヒネに慣れてきて発生しなくなるので、ノバミンの投与は1週間程度にしていただくようお願いしていたのですが、ツイツイこちらからの確認も疎かになりがちだったと反省しています。

少しずつではありましたが、MSコンチンの外来院外処方箋も発行されるようになり、普段はほとんど訪問しなかった調剤薬局への接触も深まることになりました。

痛みのある間は身体的依存は発生しない

この頃になると、「痛みのある間は、身体的依存性は発現しない（この点については、1996年に星薬科大学薬理学教授の鈴木勉先生が動物実験で確認しています）」というモルヒネの特長も理解されて、内服ができないほど進行した患者さんでも、「お弁当箱」と愛称される持続注入器を用いて体内モルヒネ量ができるだけ一定になるように塩酸モルヒネ注（一般名：塩酸モルヒネ、自社品、1995年発売）が投与されるようになりました。投与量も1日1000mgを超えて投与さ

れる患者さんの報告も発表されるようになり、なかには2000mg 投与例もありました。

前章で触れたドブトレックスでは持続注入器をなかなか用意できなかったことが問題となりましたが、この時期には患者さん1人1人に持続注入器を用意できるようになっていました（それでも、1人の患者さんに1個で、現在の救急センターのように何個もの持続注入器をセットできるほど安価ではありませんでした）。しかし、モルヒネは麻薬ですので、患者さんが勝手に出し入れできないように鍵が付けられていました（医師や薬剤師が管理します）。

当時、塩酸モルヒネ注は10mgのアンプルしかなかったため、1000mg以上の投与では100アンプル以上のアンプルをカットする必要があり、病棟の看護師さんや薬剤師さんの大きな負担になっていました。当時は塩野義では塩酸モルヒネ注を扱っていなかったのですが、「塩野義でも頑張って、早く何とかしてくれ！」と要望されたものです。

麻薬取扱い卸の特殊な仕組み

当時の麻薬取扱いメーカーは塩野義・武田・三共・田辺・大日本製薬の5社に限られており、麻薬販売ルートは、それぞれのメーカーが自社系卸問屋→自社系麻薬取扱い問屋→病院（麻薬取扱い診療所・薬局）という特別ルートで納入していました。それ故、塩野義しか発売していないMSコンチンは、塩野義以外のメーカー4社は塩野義から購入して自社販売ルートに乗せなければなりませんでした。

8 MSコンチン／塩酸モルヒネ注

　そのため、塩野義のMRは自分のMSコンチン・ディテールの成果を確かめるためには、他社系麻薬卸に販売量を教えてもらう必要がありました。各卸の麻薬管理は各卸の管理薬剤師が取り扱っていましたが、他社系麻薬卸の管理薬剤師さんとも、地域の癌疼痛治療研修会などで顔を合わせることも多く、顔見知りになっていましたので、好意的に教えていただけたものです。

　そんななか、緊急時は夜でも麻薬を届けるなどの努力をしている小規模の麻薬卸（薬局併設）から「自分のところの麻薬系列のメーカーからは『そろそろ取引を止めて欲しい』と言われている。今、麻薬販売に力を入れているメーカーは、MSコンチンを出している塩野義さんしかない。うちもMSコンチンで稼がせてもらっている。何とか塩野義系列に入れてもらえないだろうか？」と相談されました。

　そこで「最近ではどのメーカーも卸系統の整備・統合を行っており、小規模卸からは麻薬取引に限らず手を引いています。塩野義でもお引き受けできないと思われます。しかし、お世話になっていますので、卸間の麻薬取引として受けてくださる大手卸がないか交渉してみます。しかし、それもお宅の系列のメーカーが気付くと対策を講じてくるでしょうから5年程度と考えて、その間に調剤薬局へ専念する方法とか対策を考えてください」とお答えして、他の麻薬メーカー系列の麻薬卸とのルートを繋いであげました。この小さな麻薬卸は、その後10年間、麻薬取扱いを続けたそうです。

　このような作業はMRの担当分野ではなく、卸担当の営

業がやるべきでしょうが、正規のルートで処理を依頼すると結構なおおごとになってしまう可能性もあると想定されました。それで私が勝手にやったのですが、これで良かったと思っています。それに、次に述べる塩酸モルヒネ注の販売にあたっては、大きな余得を得ることもできたのです。

モルヒネ注 50mg アンプルの発売

1995年には、待たれていた塩酸モルヒネ注 50mg アンプルが発売されることとなり、特に病院薬剤師さんに喜んでいただきました。塩酸モルヒネ注を販売していなかった塩野義も、この機会に 50mg アンプルだけでなく 10mg のアンプルも同時に発売することになりました。ここで、地域薬剤師会と一緒に開催していた「癌疼痛治療研修会」の効果が発揮されたのです。塩野義が「癌疼痛治療研修会」に多大の貢献をしたということで、研修会に参加していたほとんどの病院で塩酸モルヒネ注 50mg アンプルは、塩野義の製品が採用されたのです。塩野義以外のメーカー系列卸から麻薬を購入していた病院でさえも塩野義品を指定していただくことができました。

公立病院に関しても、各卸の麻薬管理薬剤師さんには「薬局長先生はメーカーを指定することはできないでしょうが、『塩野義のものも置いてあるの？』って尋ねられたら、塩野義品指定と思ってくださいね」と同意を取りつけ、薬局長へは「どこの卸でも塩野義品を用意できますから『塩野義品は置いてあるの？』って聞いていただけませんか？」とお願い

して、50mgアンプルは担当地域のほとんどの病院で採用していただき、10mgアンプルもほぼ半数の病院で採用していただくことができました。

これによって、10数名のMRで担当していたエリア内でほぼMR1名分の実績を塩酸モルヒネ注だけで上げることができたのです。麻薬領域では価格競争がなかったことや、癌疼痛治療について塩野義しかプロモートしていなかったことと、地域薬剤師会の先生方と協力して癌疼痛治療研修会を実施できていた結果が報われた事例であろうと思います。

塩野義でも塩酸モルヒネ注の需要がそれほど多くあると考えていたMRはほとんどいなかったようですが、私どもが実施したような他社の麻薬ルートを侵すような販売方法は塩野義全体としては採用できなかったでしょうし、その後に疼痛治療のための優れた医薬品が次々と他社からも発売されたことを考えると、一時期のアダ花だったのかもしれませんが、私は大いに満足したものです。

MSコンチンでのクレーム

MSコンチンでは、忘れられないクレーム事件がありました。ある病院で病棟からMSコンチンの不良品があったと薬局に報告があったのです。薬局長を訪問すると、病棟から返品されたPTP包装のMSコンチン錠の真ん中に線状の凹みのあるものを見せられました。早速製品部へ連絡したのですが、何せ麻薬ですので現物をいただくことができません。そこで、そのPTPのMSコンチン錠の状況を写真に撮って報

告しました。

　それから約2ヵ月後、工場の製造部から色々な観点から検証した結果を持って、それを検証した製造部の担当者が薬局長に説明にきたのです。その内容は、それまでに出荷された際に実施されるMSコンチンの全数目視検査で、病院から指摘を受けたような製品の発生記録がないこと、それにモルヒネを用いずに作成したMSコンチンとまったく同じような模擬錠を作って色々な衝撃実験をした結果、ハサミが落下した際にその角が当たってできるキズに似ているとして、その実験結果の錠剤を提示して説明してくれたのです。その結果、薬局長も病棟で同様のことが発生したのだろうと納得していただけました。

　私は、薬局長が納得してくれたことに安心したと同時に、塩野義の製造部の方々の責任感ある対処方法に感動し、わが社の製造部を誇らしくさえ感じたのです。

9

トリルダン
(アレルギー疾患治療剤)

　トリルダン(一般名:テルフェナジン、ヘキスト・マリオン・ルセル社より導入、1990～1997年)は、ヘキストと塩野義の2社で1銘柄をプロモートする方式でした。しかし、無駄な競争を避けるためだったのか、事前に納入すべき施設を分配して販売する方策がとられました。下手をすると、独占禁止法に触れる方策かもしれないと思ったものです。

　それでも私の担当するメインの施設がプロモーション施設として指定されたのはラッキーでした。眠気が起こらない初めての花粉症治療薬でしたので、当時花粉症の治療薬として用いられていた眠気が起こる副作用のある抗ヒスタミン剤をたちまち席巻して、多大な販売実績をもたらしてくれました。「眠気がない」というだけで、本当にあっという間に勝手に売れてしまった印象でした。これは、単にヘキストのMR数の少なさを塩野義がカバーした販売方法だったのではないかと思っています。

　そして、薬自体の説明よりも、アレルギー発生の機序につ

いて、T細胞や抗原提示細胞などの免疫反応の仕組みに関する話の方が若い医師や薬剤師さんたちの興味を引いてしまい、地域薬剤師会などの研修会講師（無料の）を依頼されるようになりました。当時は薬剤師の研修教育が盛んになりつつあった時期で、これを契機に「話題はあんたの好きな話題で良いから」ということで、講師を依頼されることも多くなり、自然と薬剤師会の方々とのお付き合いも深めることができました。

副作用連絡に走る

　トリルダンの副作用として、QT延長・心室性不整脈などの心臓血管系症状が発現した症例について1994年12月までに7例の報告を受け、塩野義は翌年1月に「警告」を含む「使用上の注意」を改訂しています。その後も1997年1月末までに新たに10例の報告を受け、2月にはQT延長などによる重篤な心不全発生について「緊急安全性情報」を発表しています。それを受けて、すべての塩野義MRが自分の担当施設へ至急の連絡・伝達に走ったものです。

　トリルダンは服用すると、まず腸管から吸収され肝臓へ運ばれ、ここで毒性の少ないカルボン酸型代謝物に変化します。通常は、この毒性が少ないカルボン酸型代謝物の形で循環するので心配はないのですが、トリルダンの未変化体の血中濃度が上昇した場合、QT延長、心室性不整脈（torsades de pointesを含む）などの心血管系の副作用が現れることがあります（現在では、カルボン酸型代謝物であるフェキソ

9 トリルダン

フェナジンがアレグラという商品名で販売されています)。

トリルダンの心臓への作用点は、再分極に深く関わる K チャンネルの抑制にあります。細胞は細胞内が細胞外に比べてカリウム（K）が多く、ナトリウム（Na）が少ない状態になっています。これは Na-K ポンプの働きで、細胞外に Na を捨てて細胞外から K を取り込んでいます。K チャンネルが抑えられると、K イオンが細胞内へ流入しにくくなり、Na イオンは細胞外へくみ出されず、細胞内に入ったままになります。Na イオンが細胞内に入ったままの状態では、活動電位は持続したままになってしまい、「興奮しっぱなし」の状態が続き、QT 延長・心室性不整脈などの心臓血管系症状が発現する怖い副作用です。

私自身は、このような症例を確認したことはありませんでしたが、もしかすると、あまりに簡単に売れてしまった事態に浮かれて、患者さんのフォローがおろそかになっていたのではないかと反省させられます。

10

ロンゲス
（アンジオテンシン変換酵素阻害剤）

　1991 年に発売されたロンゲス（一般名：リシノプリル、アストラゼネカ社より導入）は ACE 阻害薬です。ACE 阻害薬とは、アンジオテンシン I をアンジオテンシン II に変換する ACE（angiotensin-converting enzyme：アンジオテンシン変換酵素）を阻害する薬物です。

　アンジオテンシン II は、血管を収縮させるなどにより血圧を上げる働きがあります。ACE 阻害薬は、その ACE を阻害することでアンジオテンシン II の生成を抑制するとともに、ブラジキニンの分解抑制により末梢血管を拡張し降圧作用を示しますし、心筋梗塞や心不全患者の心筋リモデリングを防止し、生命予後の改善（延命）効果も報告されています。

　腎に関しては腎臓の輸出細動脈を拡張し、糸球体内圧を下げることで腎保護作用を示します。ただし、腎機能が中程度〜高度に低下した患者さんでは、糸球体内圧が過度に低下し腎機能がかえって悪化することもあります。また、ACE 阻

害薬はインスリンの感受性を改善するなど、臓器保護作用があるとされています。

ロンゲスは、ACE阻害薬であるリシノプリルをアストラゼネカ社（販売名：ゼストリル）と塩野義（販売名：ロンゲス）が競争プロモートする方式でした。当時はアストラゼネカのMR数も少なかったので、担当施設での座席確保はそれほど難しくはありませんでした。

しかし、同じACE阻害薬としては1983年に三共からカプトリル（一般名：カプトプリル）が、1986年には万有製薬からレニベース（一般名：エナラプリル）が発売されており、これらの製品に喰い込むのは容易ではありませんでした。

日本発の貴重な臨床報告例

しかも、すでにACE阻害薬では貴重な臨床情報が日本発で発表されていました。1つは、軽い副作用として空咳があることを、横浜市立大学の瀬底正司先生がカプトプリルを投与した患者で世界で初めて確認し、発表しています。この咳に関しては、後に欧米の白人では発生せずアジア系人種で発生することがわかっています。面白いことに、その副作用とされた咳の発生によって高齢者の肺炎防止効果が認められ、肺炎発生率を3分の1程度に低下させたとの報告もあります。

また、透析治療中の患者にカプトプリルを投与すると、悪性の高血圧が改善されるとともに、蛋白尿も改善される症例

があることに気付いた仙台社会保険病院の田熊淑男先生が、世界で初めて「透析をしている蛋白尿を伴う重症糖尿病性腎症で、カプトプリルの蛋白尿減少効果」を発表しています。当時は腎障害のある患者さんの治療は透析しかありませんでしたので、この「腎障害のある患者さんの治療にACE阻害薬が役に立つ」という情報は、世界中の腎臓病治療関係者にとって衝撃的な情報となりました。田熊先生の情報は、重症の腎障害のある患者さんでカプトプリルが投与された10名の患者さんだけの情報です。そこで、世界中で田熊先生の情報を再確認する試験が多数実施されました。そして、その情報の有効性を最終的に確認する無作為化臨床試験（ダブルブラインドテスト：投与群とプラセボ投与群を無作為に決めて、試験に関与する人たちには、どの患者にどちらが投与されているかを知らせずに行う試験）が欧米で実施されたのです。当時の日本では、無作為化臨床試験に協力する人が少なく、最終的な確認は欧米で行われた結果となっています。

　この田熊先生の情報を知ったとき、ノーベル賞に値する発見だと思ったものです。そして、「田熊先生のような医師の担当MRになりたい」と思ったものです。しかし、残念ながら田熊先生の試験は、ロンゲス発売前に実施されたものでした。

　このように、世界的に新しい情報発信の場に立ち会いたいと思いながらも、当時を振り返ってみますと、MRとして「ACE阻害薬は腎機能が中程度～高度に低下した患者さんでは、糸球体内圧が過度に低下し腎機能がかえって悪化するこ

ともある」という情報を医師に伝えなければならない立場にあったのですから、実際に田熊先生を担当していても、「腎障害があって透析をしている患者さんにACE阻害薬を投与する」という田熊先生の発想にはついていけなかったのではないかと、MRとしての限界も感じさせられました。

その限界を感じた背景には、もう1つの同じような事例があります。それは先ほど示した空咳の件です。「ACE阻害薬では、空咳が発生する可能性がある」ことを医師にお伝えしながら、その対策法がないことに苦慮していましたところ、塩釜市立病院の関沢清久先生が田辺製薬発売のACE阻害薬タナトリルで「副作用の空咳が老人の肺炎防止に役立っている」ことを発表し、それを大阪大学の岡石幸也先生が関西の老人病院で再確認しています。これを知ったとき、空咳を副作用とだけしか捉えていなかった自分を本当に残念に思ったものです。情報を正確に届けることが自分の任務とだけ意識して行動していると、身近に画期的な情報に関われるチャンスがあっても、それに気付くことは至難の業なのだと思われます。

大規模無作為化臨床試験

特に当時は、EBM（Evidence based Medicine：根拠に基づく医療）が声高に言われつつあった時期で、ACE阻害薬でも慢性心不全患者を対象とした大規模臨床試験がCONSENSUS試験・V-HeFT試験・SOLVD治療試験・SOLVD予防試験がエナラプリルで（**表3**）、急性心筋梗塞に対する

表3 慢性心不全患者を対象としたACE阻害薬の大規模臨床試験

試験名 (公表年)	患者数 試験期間 (平均)	主な対象	試験薬剤	実薬群での 主な成績
CONSENSUS (1987年)	253名 1年	NYHA Ⅳ度	エナラプリル プラセボ	心不全による死亡が 減少(－31%)
V-HeFT Ⅱ (1991年)	804名 2.5年	NYHA Ⅱ～Ⅲ度	エナラプリル ヒドララジン ＋硝酸薬	死亡率減少 (－28%)
SOLVD治療 (1991年)	2569名 41.4ヵ月	NYHA Ⅱ～Ⅲ度 EF35%以下	エナラプリル プラセボ	主に心不全増悪による 死亡率が減少 (－16%)
SOLVD予防 (1992年)	4228名 37.4ヵ月	NYHA Ⅰ度 EF 35%以下	エナラプリル プラセボ	心不全による入院と 死亡が減少(－20%)

注：CONSENSUS、V-HeFT Ⅱ、SOLVD治療試験では基礎薬と
　　して利尿剤、ジギタリスを併用
出典：出石宗仁ほか；Mebio, 12(2), 100(1995)

表4 急性心筋梗塞に対するACE阻害薬の大規模臨床試験（1）

	SAVE	AIRE	TRACE	SMILE
研究方法	二重盲検比較対照：プラセボ	二重盲検比較対照：プラセボ	二重盲検比較対照：プラセボ	二重盲検比較対照：プラセボ
症例数	2231	2006	1749	1556
試験薬	カプトプリル	ラミプリル	トランドラプリル	ゾフェノプリル
対象患者	心不全症状なし、EF40%以下	心不全症状あり	EF35%以下	血栓溶解療法なし ASMI
投与開始時期	発症後3～16日	発症後3～10日	発症後3～7日	発症24時間以内
観察期間	42ヵ月	15ヵ月	24～50ヵ月	1年間
死亡率% (プラセボ vs. 治療) 減少率	24.6 vs. 20.4 19% (p=0.019)	23 vs. 17 27% (p=0.002)	42.3 vs. 34.7 22% (p=0.001)	14.1 vs. 10.0 19% (p=0.011)

出典：吉野秀朗：medicina, 37(8), 1267-1270(2000)

表5 急性心筋梗塞に対する ACE 阻害薬の大規模臨床試験（2）

	CONSENSUS-Ⅱ	GISSI-3	ISIS-4	CCS-1
研究方法	二重盲検比較対照：プラセボ	二重盲検比較対照：プラセボ	二重盲検比較対照：プラセボ	二重盲検比較対照：プラセボ
症例数	6090	19394	58050	13634
試験薬	エナラプリル	リシノプリル	カプトプリル	カプトプリル
対象患者	発症24時間以内	発症24時間以内	発症24時間以内	発症36時間以内
投与開始時期	発症24時間以内	発症24時間以内	発症24時間以内	発症24時間以内
観察期間	41〜180日	6週間	5週間	4週間
死亡率%（プラセボ VS. 治療）減少率	9.4 vs.10.2 (p=0.26)	7.1 vs. 6.3 11% (p=0.03)	7.69 vs. 7.19 7% (p=0.02)	9.59 vs. 9.05 (p=0.3)

出典：吉野秀朗：medicina, 37(8), 1267-1270(2000)

SAVE 試験がカプトプリルで、AIRE 試験はラミプリル、TRACE 試験はトランドラプリル、SMILE 試験はゾフェプリルで（表4）、CONSENSUS-Ⅱ試験はエナラプリル、GISSI-3 試験はリシノプリルで、ISIS-4 試験と CCS-1 試験はカプトプリルで（表5）実施されています。その結果、ACE 阻害薬の有用性に自信を持って医師にお話しできたものです。リシノプリルの GISSI-3 試験は、2万人弱の発症24時間以内の急性心筋梗塞患者さんで6週間の観察を行った試験で、これが発表されたことで、EBM ディテールの仲間入りができたと思ったものです。

ACE 阻害薬の降圧作用についてはカルシウム拮抗薬よりは緩やかですが、心臓を代表とする臓器保護作用があるので、自然とカルシウム拮抗薬との併用をお勧めすることが多くなったように思います。

サンプル消化競争

　発売1年後に新しく担当になった施設では、当時は無秩序なサンプル提供は規制されていましたが、採用するかどうかを決めるための試用医薬品の提供は認められていましたので、塩野義とアストラゼネカが提供した試用医薬品の消化が多い方を採用するとして競わせられていましたが、いまだ決着がついていませんでした。サンプルをふんだんに提供できた時代には、このようなあくどい方法で採用を決める病院も結構あったのです。

　ふんだんなサンプルの提供が添付販売競争を起こしたことから、1984年から試用医薬品として規制されるようにはなったのですが、提供する数量については、私が新しい施設を担当した年に「1施設50症例まで」とするルールが決まったばかりでした。そのようなわけで、すでに100症例分程度の試用医薬品を持ち込ませられていました。

　そこで、どうせ試用医薬品を提供しているのだからということを理由に、医師に泣き込んで塩野義のMR数名と系列卸のMS数名を外来に受診させ、ロンゲスを処方していただいて採用に漕ぎ着けたこともありました。まったく無謀なやり方であったと反省しています。でも不思議なことに、このことでその施設の「あくどい」と噂されていた薬局長からは信頼されることとなり、その後も色々と助けていただくことになりました。「あくどい」仲間と思われたのかもしれません。そのため、訪問すると長時間話し相手をさせられ、医師と話をする時間が少なくなって困ったものです。

10 ロンゲス

開業医での大規模長期市販後調査

　塩野義は安売りを避けてディテールによるプロモートを中心に活動していましたので、ほとんどの製品が病院ではその力を発揮できていましたが、個人開業医へはあまり喰い込めていませんでした。そこで製品部は、ロンゲスを開業医へ広める方策の1つとして、個人開業医が多く参加している臨床内科医会と提携して、「ロンゲスを降圧剤として長期（2年間）投与した場合の効果ならびに安全性を検討する」という少々EBMを意識した大規模かつ全国的な市販後長期調査を1991年に開始しました。

　当時の日本では、欧米で実施されていたようなダブルブラインドの臨床試験など実施できる雰囲気にありませんでしたので、投与された群だけの市販後調査（PMS：Post Marketing Surveillance）ではあったにせよ、当時としては破格の大規模市販後調査として、何かEBMの役に立つデータになればという意図も持った、営業目的の市販後調査だったと思います。

　もちろん、新しい薬は、様々な基礎試験や動物試験の後、「治験」という枠の中で厳格な規制のもと、実際の人間で安全性や有効性を確認する試験が実施され、これらが確認されると新薬として発売が許可されます。この治験は、試験される患者数に限界があることや、試験で確かめる項目数にも限界があるなど、あくまでも限定的投与による試験なのです。

　それに対して市販後は、全国の病院で多数かつ多様な患者さんに投与されます。同じ病気であっても、実際には病状の

程度や患者さんの体質などにより、薬の効果も安全性も少しずつ異なっているはずです。そのため、新薬はその本当の安全性と有効性を把握するために、発売後もその安全性と有効性などを調査する必要があるのです。特に発売後は急速に投与患者数が増えるので、発売初期にそれまでに確認されていない作用や副作用が見られることが多く、今では市販直後調査として発売後6ヵ月間は特に注意して投与全症例を、そのメーカーのMR部門がフォローして報告することが義務付けられています。

そのような市販後調査の1つとして「ロンゲスを降圧剤として長期（2年間）投与した場合の効果ならびに安全性を検討する」全国的な市販後長期調査が実施されたのです。もちろん、市販後調査ですので、実施に関してはMR部門が主体的に受け持ちました。それ故、MR部門が受け持った長期市販後調査としても注目されたのです。しかし、試験期間中のMRの転勤などに伴う引き継ぎの不備や、試験に参加した開業医でのロンゲスの実績が思うように伸びなかったため、MRの意識も薄れてしまったのか、結果として998施設の協力によって4012例が登録されたものの、2831例（71.5%）しか回収できず、MR部門が臨床試験に関わることの難しさを露呈した結果となりました。

11

シオマリン
(注射用セフェム系抗生物質)

 ケフリンの章の後半で記載したように、1980年にセフメタゾン、1981年にパンスポリンという第1世代のセファロスポリン注(ケフリンなど)が効き難くなった菌に対しても効力を持つ第2世代のセファロスポリン注射が他社から発売されました。それでも、それまでのディテールの成果(ケフリンの大量療法)と様々な交際費接待の効果もあって、ケフリンはその座をなかなか明け渡さなかったのです。

 そのような状況のなか、塩野義が初めて自社開発した抗生物質である、第3世代のセフェム系注射用抗生物質シオマリン(一般名:ラタモキセフ)が1982年に発売になりました。

 初めての自社開発製品ということでMRも意気込んでいましたが、第3世代のセフェムはグラム陰性菌を主に対象とする抗生剤(図24)で、第2世代のセフェム注を持っていない塩野義としては販売に不安がありました。ほとんどの感染症の治療や外科手術後の感染予防へは第2世代のセフェム剤がファースト・チョイスで、第3世代のシオマリンはセカンド・

	ブドウ球菌	レンサ球菌	肺炎球菌	淋菌	大腸菌	クレブシェラ	シトロバクター	エンテロバクター	セラチア	プロテウス	モルガネラ・モルガニー	プロビデンシア	インフルエンザ	バクテロイデス
ケフリン(第1世代)	■	■	■	■	■									
セフメタジン(第2世代)	■	▨	■	■	■	■	▨			■	▨		▨	
パンスポリン(第2世代)	■	■	■	■	■	■				■			■	
シオマリン(第3世代)					■	■	■	■	■	■	■	■	■	■
フルマリン(第4世代)	■	■	■	■	■	■	■	■	■	■	■	■	■	■

図24 主な抗生物質の抗菌スペクトラ

チョイスで使ってもらうしかないと覚悟を決めたものです。

予想を超える医師の応援

　それでも、「お前の会社が初めて自社開発した抗生物質なら何としてでも使ってやろうじゃないか」「グラム陽性菌に対してもまったく効かないというわけでもないだろう」といった私たちMRにとっては涙が出るような「塩野義を応援しよう」という反応を示してくださる医師が多く、あっという間に感染症治療のファースト・チョイスの抗生物質がケフリンからシオマリンへ置き換わっていったばかりでなく、消化器外科などでは、グラム陰性菌の多い部位の手術だからとして、術後の抗生物質にもシオマリンを採用していただけたのです。

そのとき、私たちはシオマリンの適応範囲の点で不安を持ったものの、医師の温情に抗しきれませんでした。今から思えば、それまでに築き上げた正確なディテールを台無しにしてしまった時期であったと思います。

シオマリンの通常投与量は1〜2g/日で重症時4g/日というものでしたが、ケフリンの大量投与を経験して、セフェム系薬剤は安全性が高いとの思い込みもあり、ほぼ適用量の倍量が投与されていました。特に薬剤の浸透し難い髄膜炎では、他の抗生剤よりも移行濃度が高く、治療成績も良かったので12g/日の投与が行われていました。このように、やや高投与量での投与が広まっていったのです。そして、色々な場面でシオマリンを投与していただき、それなりに効果が確認されていましたので、私たちの心配は「取り越し苦労」だったのかもしれないという気持ちが芽生え始めていました。

その頃、米国で「シオマリンの止血機構に及ぼす影響」が指摘され、「LMOX、CBPC、TIPC（timentin：チカルシリン）など構造式中にカルボキシル基のある抗生剤（図25）は、血小板の凝集能を抑制する可能性」が発表されました。1984年には日本でも「抗生物質の止血機構に及ぼす影響」が検討され、シオマリンでも、高齢者や経口摂取できない患者さんへは6g/日以上の投与を控え、ビタミンKの投与を考慮するなど、ディテールを修正することとなりました。

シオマリン無効例への対応

同時にこの頃になると、シオマリンで効果が見られない症

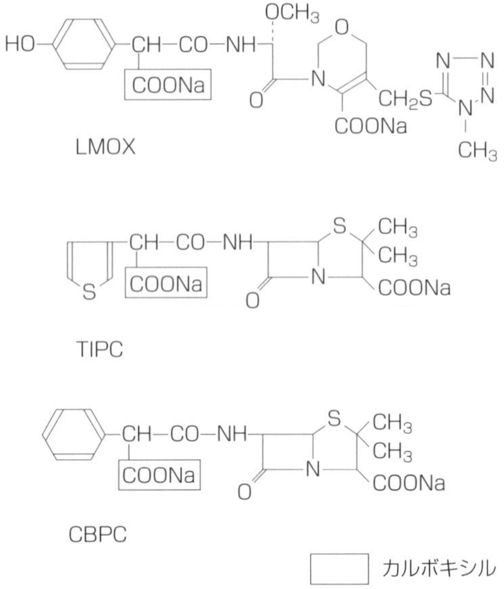

図25 カルボキシル基を持つ抗生剤

例についても医師から相談を受けるようにもなりました。そこで、ケフリンの場合と同じように、以下の点などについて医師と患者さんの経過についてディスカスしながら、CBPC、SBPC、GM などをお勧めすることも多くなりました。

①原因菌は正確に捉えられているか？
②抗生剤の選択に間違いはないか？
③感染巣の部位に間違いはないか？
④感染症でない可能性はないか？
⑤薬剤の副作用の可能性はないか？
⑥γグロブリン投与の必要性はないか？

⑦ G-CSF 投与の必要性はないか？
⑧ステロイド添加の必要はないか？
⑨毒素除去（最近産生の）の必要性はないか？

MRSA へのバンコマイシン投与

また、MRSA（Methicillin-resistant *Staphylococcus aureus*：メチシリン耐性黄色ブドウ球菌）感染症の発生も耳にするようになり、医師からその対処についても相談されるようになりました。緊急的状況の場合には、クロストリジウム・ディフィシルによる偽膜性大腸炎を含む感染性大腸炎の治療と骨髄移植の際の腸管内殺菌のために、内服では吸収されないバンコマイシンの散剤（イーライリリー社より導入）がバイアル入りで1981年に発売されていましたので、それを輸液に溶かしてもらって点滴で投与していただくこともありました。

このバンコマイシン散の本来の適応である骨髄移植の際の腸管内殺菌に投与された症例には3例出会いました。しかし、偽膜性大腸炎の患者さんに関して私が気付いた症例は1例だけで、しかも、その偽膜性大腸炎の症例へはフラジール（一般名：メトロニタゾール、ローヌ・プーラン社より導入、1961年発売）が投与され、バンコマイシン散は投与されなかったと記憶しています。

最近では、この感染性大腸炎は正常成人の便移植によって、あっという間に治ってしまうことが話題となっています。健常者の腸管内は、偏性嫌気性菌から好気性菌まで

1000種類以上に及ぶ様々な細菌が存在し、バランスの取れた腸内細菌叢を形成しています。クロストリジウム-ディフィシル感染症（CDI：Clostridium difficile infection）やクローン病などの難治性腸疾患の患者さんでは、この細菌叢のバランスが崩れています。便移植は、健常者の正常な腸管細菌叢をそのまま患者の腸管内に導入することで、細菌叢のバランスを正常に戻そうという治療法です。2013年には van Nood らが実施した、便移植とバンコマイシンによる抗菌薬治療のランダム化比較試験（RCT：Randomized Controlled Trial）が発表されています。

このような難治性腸疾患は、色々な薬剤（特に抗生剤）投与による副作用（医原病）だったのです。私もこの情報にはビックリしました。いずれにしても、どの疾患でも安易に薬に頼るのではなく、その疾患の基本療法は何かを考えて、薬の過剰使用にならないように気を付けなければならないのですね。

MRSA 感染症の増加

1988年には、グラム陽性菌からグラム陰性菌まで幅広い抗菌スペクトルを持った第4世代のセフェム注としてフルマリン（一般名：フロモックス、塩野義開発）が発売されて、シオマリンはフルマリンへと替わっていきました。それでもバンコマイシン散を点滴へ流用して治療する MRSA 感染症の患者さんは徐々に増えてきたのです。MRSA 感染症の増加は一大事件で、何とかしなければならないと青くなったも

11 シオマリン

のです。そこで、MRSA の発生した患者さんの情報があるたびに、担当の医師の了解をいただいて病院の検査室の細菌室に飛んでいって、問題の患者さんから分離された MRSA を分けていただき、塩野義の研究所の細菌研究室へ送って、何か対策はないか検討してもらいました（**表6**）。

この表は 1988 年から 1991 年のものですが、年次に進むにつれて相談件数が増えています。この検査では、どの抗生剤に感受性があるか各種抗生剤それぞれ単独での最少発育阻止濃度（MIC）測定しています（**表6の左部分**）。同時に**表6の右部分**は、数種類の抗生剤で 2 剤を併用した場合の相乗効果を測定（FIC：fraction inhibitory concentration）したものです。

FIC index は、{(薬剤 A の併用時の MIC 値 / 薬剤 A 単独時の MIC)} + {(薬剤 B 併用時の MIC 値 / 薬剤 B 単独時の MIC)} を計算し、その結果をもとに下記のように判定されます（**図26**）。

FIC index ≤ 0.5　　相乗
　　　　　$> 0.5 \sim \leq 1$　　相加
　　　　　$> 1 \sim \leq 2$　　不関
　　　　　> 2　　　　　拮抗

この結果を医師に提示して、MRSA 感染患者の治療をしていただきました。**図27** と**図28** の症例は、そのような MRSA 症例の経過表です。

表6 MRSA の MIC, FIC 測定(相談のあった症例)

年次	科名	担当医	患者名	発生日	送付日	報告日	FMOX	LMOX	CMD	FOM	IPM	MINO	TOB	VCM	ABK
1988	3外			7.31	8.4	8.21	100	>100	100	>100					
	耳			9.29	10.4	10.16	3.13	25	6.25	6.25				0.78	
	整			10.11	10.14	11.1	25	>200	12.5	>200			>100		
	3内			10.31	11.4	11.2	50		25	>200			100	1.56	
	児			10.31	11.11	11.21	3.13		3.13	>200			100	0.78	
	1外			11.5	11.11	11.21	50		25	>200			100	1.56	
	整			11.14	11.17	12.11	50		25	>200			>100	1.56	
	整			11.21	11.3	12.18	25		25	>200			>100	1.56	
1989	1外			5.22	5.29	6.2	100		50			6.25		1.56	
	1外			6.17	6.21	7.2	100		50			12.5	>100	0.78	
	脳外			10.23	11.4	11.17	200	>200	50	>200		6.25		1.56	
	1外			11.21	11.29	12.24	100		25	>200		0.78	100	0.78	
1990	3外			2.19	2.23	3.11	25	200	25	>400		0.2	50	1.56	
	2内			2.22	3.8	3.18	100	>200	25	>200		6.25	>100	0.78	
	2内			2.27	3.8	3.18	100	>200	25	>200		6.25	>100	1.56	
	2内			6.1	6.14	6.24	25		12.5	>200	12.5	3.13		0.78	
	児			7.22	7.26	8.8	25		12.5	>200	12.5	0.1		0.78	
	整			7.23	7.26	8.8	1.56		3.13	6.25	0.05	25		0.78	
	皮			9.7	9.12	9.27	100		25	>100	100	12.5		1.56	
	3内			9.8	9.12	9.27	25		12.5	>100	25	6.25		0.78	
	3内			9.19	9.25	10.7	25		12.5	>100	12.5	12.5		1.56	
1991	3内			2.15	2.21	2.25	100		25	>200	100	0.39	>100	0.78	
	3内			2.19	2.26	3.1	6.25		3.13	>200	1.56	3.13		0.78	0.39
	3内			2.21	2.26	3.1	100		25	>200	200	6.25		1.56	0.39
	3内			2.23	2.28	3.6	>200		25	>200	>200	6.25	>300	0.78	0.2
	3内			3.1	3.8	3.13	25		25	>200	25	6.25		0.78	0.78
	3内			3.6	3.12	3.18	25		12.5	>100	12.5	6.25	100	0.78	0.39
	2外			3.5	3.13	3.18	25		12.5	>200	12.5	6.25	100	0.78	0.2
	脳外			3.7	3.14	3.21	25		12.5	>200	12.5	3.13	100	0.78	0.2
	3内			3.14	3.19	3.26	12.5		6.25	>200	12.5	3.13	100	0.39	0.39
	3内			3.11	3.19	3.26	25		12.5	>200	25	0.39	100	0.78	0.78
	2外			3.14	3.19	3.26	25		6.25	>200	12.5	6.25	100	0.78	0.39
	3内			3.13	3.19	3.26	25		12.5	>200	25	0.39	100	0.78	0.78
	3内			3.19	3.23	3.27	25		12.5	>200	12.5	25	100	0.78	0.39
	3内			3.23	3.25	3.29	25		12.5	>200	12.5	1.56	50	0.78	0.1
	3内			3.26	3.28	4.2	>200		50	>200	100	6.25	>100	0.78	0.39
	3内			3.26	3.28	4.2	50		25	>200	25	50	>100	0.78	0.39
	1内			4.4	4.6	4.11	100		25	>200	50		>100	0.78	
	1外			4.1	4.13	4.21	50		25	>200	12.5	0.39	>200	1.56	0.39
	3内			4.7	4.16	4.21	50		25	>200	25	0.39	>200	1.56	0.78
	3内			4.16	4.17	4.26	25		12.5	>200	25	12.5	>100	0.78	6.25
	3内			4.19	4.19	4.26	50		12.5	>200	25	6.25	>200	0.78	0.78
	3内			4.23	5.8	5.17	100		12.5	>200	50	6.25	>100	0.78	0.78
	3内			4.3	5.8	5.17	50		12.5	>200	25	0.2	>100	0.78	0.39

11 シオマリン

ST	FMOX+CMD			FMOX+FOM			FMOX+IPM			FMOX+MINO			FMOX+TOB		
	FMOX	CMD	FIC	FMOX	FOM	FIC	FMOX	IPM	FIC	FMOX	MINO	FIC	FMOX	TOB	FIC
	100	100	不可	100	不可	不可									
0.78	0.2	1.56	0.88	0.78	0.78	0.37									
0.78	3.13	1.56	0.25	12.5	25	0.63									
0.78	6.25	6.25	0.38	50	不可	不可							6.25	25	0.38
1.56	0.2	0.78	0.31	0.2	200	0.56							1.56	0.05	0.5
0.78	1.56	6.25	0.28	50	不可	不可							25	0.05	0.5
0.78	0.1	12.5	0.5	50	不可	不可							50	不可	不可
0.78	3.13	6.25	0.38	25	不可	不可							12.5	100	1
0.78	0.39	12.5	0.25							25	3.13	0.75			
1.56	0.78	12.5	0.25							25	3.13	0.5			
	6.25	25	0.53							25	3.13	0.63			
1.56	12.5	12.5	0.63	100	不可	不可									
	0.78	3.13	0.16	6.25	50	0.38				25	0.2	1			
0.78	25	6.25	0.5	100	不可	不可				50	0.39	0.56			
0.78	25	6.25	0.5	100	不可	不可				25	1.56	0.5			
	6.25	3.13	0.5	25	不可	不可	6.25	3.13	0.5	25	3.13	2			
	0.2	6.25	0.51	25	不可	不可	12.5	1.56	0.51						
	0.1	0.78	0.31	0.2	1.56	0.38	0.1	0.05	0.06						
0.39	25	12.5	0.75	50	100	1	25	50	0.75	25	6.25	0.75			
0.39	0.78	6.25	0.53	25	不可	不可	6.25	12.5	0.75	25	6.25	2			
0.2	6.25	3.13	0.5	25	不可	不可	12.5	6.25	1	6.25	0.05	0.25			
0.39	25	6.25	0.5	100	不可	不可	6.25	50	0.56						
0.78	0.78	1.56	0.62	6.25	不可	不可	3.13	0.78	1						
0.78	12.5	6.25	0.38	100	不可	不可	3.13	50	0.28						
0.39	100	3.13	0.51	不可	不可	不可	50	50	0.13				25	200	0.13
0.39	6.25	6.25	0.5	25	不可	不可	6.25	6.25	0.5						
0.39	6.25	3.13	0.5	25	不可	不可	6.25	6.25	0.75						
0.39	6.25	3.13	0.5	25	不可	不可	12.5	3.13	0.75						
0.39	6.25	3.13	0.5	25	不可	不可	12.5	0.78	0.56						
0.2	3.13	3.13	0.75	12.5	不可	不可	6.25	6.25	1						
0.2	3.13	6.25	0.625	12.5	100	0.75	12.5	12.5	1						
0.2	3.13	3.13	0.625	25	不可	不可	12.5	0.78	0.56						
0.39	6.25	3.13	0.5	12.5	100	0.75	1.56	12.5	0.56						
0.78	6.25	3.13	0.5	25	不可	不可	12.5	3.13	0.75						
0.39	6.25	3.13	0.5	25	不可	不可	12.5	0.78	0.56						
0.39	25	25	0.63	不可	不可	不可	100	6.25	0.56						
0.39	3.13	6.25	0.01	50	0.78	0.56	25	0.78	0.51						
	1.56	12.5	0.51	100	不可	不可	25	25	0.75	100	不可	不可			
0.2	6.25	3.13	0.25	25	不可	不可	25	0.78	0.56	1.56	100	0.28			
0.2	6.25	6.25	0.38	25	50	0.63	12.5	12.5	0.75	0.78	100	0.28			
0.78	6.25	6.25	0.75	6.25	100	0.5	6.25	12.5	0.75	12.5	50	0.63			
0.2	3.13	6.25	0.56	50	不可	不可	12.5	12.5	0.75	50	不可	不可			
0.39	50	0.78	0.56	50	0.78	0.56	50	0.78	0.56						
0.39	12.5	6.25	0.75	50	不可	不可	25	12.5	1						

	100	−	−	−	−	−	−	−	−	−
	50	−	−	−	−	−	−	−	−	−
	25	−	−	−	−	−	−	−	−	−
C	12.5	−	−	−	−	−	−	−	−	−
M	6.25	+	−	−	−	−	−	−	−	−
D	3.13	+	−	−	−	−	−	−	−	−
	1.56	+	+	⊖	−	−	−	−	−	−
	0.78	+	+	−	−	−	−	−	−	−
	0	+	+	+	+	+	−	−	−	−
MIC (μg/ml)		0	0.39	0.78	1.56	3.13	6.25	12.5	25	50	100
					FMOX					

単独時のMIC		併用時のMIC		最小 FIC Index (f)
FMOX	CMD	FMOX	CMD	$\dfrac{0.78}{6.25} + \dfrac{1.56}{12.5} = 0.25$
6.25	12.5	0.78	1.56	

図26 FIC測定

　このMRSAの感受性検査については、製品部に相談して塩野義の研究所の細菌室を紹介してもらったもので、このようなMR部門の悩みについて研究所がバックアップしてくれたことに感動を覚えたものです。この研究室は後に塩野義臨床検査会社の細菌室へと転身していきました。

　MRSA感染症が発生した病棟では、「病棟がMRSAに汚染されているのではないか」と心配する医師もいて、病棟でMRSA感染症が広がらないように徹底した防染対策を検討していただきました。そんななか、ある病棟では医療従事者22名の咽頭粘液培養をして、MRSAの保菌者がいないかど

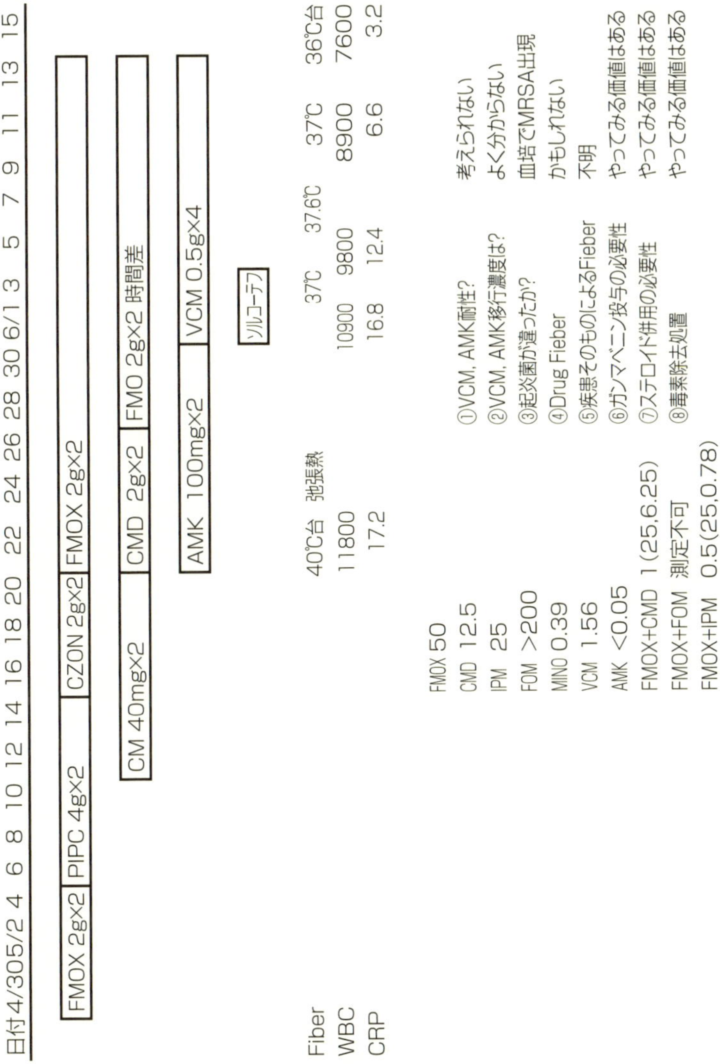

11 シオマリン

日付 4/30 5/2 4 6 8 10 12 14 16 18 20 22 24 26 28 30 6/1 3 5 7 9 11 13 15

FMOX 2g×2	PIPC 4g×2	CZON 2g×2	FMOX 2g×2
CM 40mg×2	CMD 2g×2	FMO 2g×2 時間差
AMK 100mg×2	VCM 0.5g×4

ソル・コーテフ

Fiber		40℃台 弛張熱		37℃ 37.6℃	37℃	36℃台
WBC		11800	10900	9800	8900	7600
CRP		17.2	16.8	12.4	6.6	3.2

FMOX 50
CMD 12.5
IPM 25
FOM >200
MINO 0.39
VCM 1.56
AMK <0.05
FMOX+CMD 1 (25, 6.25)
FMOX+FOM 測定不可
FMOX+IPM 0.5 (25, 0.78)

① VCM, AMK耐性?   考えられない
② VCM, AMK移行濃度は?   よく分からない
③ 起炎菌が違ったか?   血培でMRSA出現
④ Drug Fieber   かもしれない
⑤ 疾患そのものによるFieber   不明
⑥ ガンマベニン投与の必要性   やってみる価値はある
⑦ ステロイド併用の必要性   やってみる価値はある
⑧ 毒素除去処置   やってみる価値はある

図27 46才男性61kg 交通事故頭部陥没→手術→Sepsis(MRSA)

日付 3/13 13 15 16 17 18 19 20 21 22 23 24 25 26 27 28 29 30 31 4/1 2 3 4

CMD 2g×2		CTM 2g×2	DOM 2g×2 時間差	
	FMOX 2g×2	VCM 1g×2	IPM 1g×2	
		ABK 100mg×2	VCM 0.5g×4	
				死亡

Fiber 40℃台弛緩熱
WBC 14500　13200　11600　13600　12800
CRP　22.6　20.4　20.8　22.6　18.4

FMOX 25	FMOX 12.5	①VCM, ABK耐性?	VCMでは考えられない
CDM 12.5	CDM 6.25	②VCM, ABK移行濃度?	投与方法の問題か?
IPM 12.5	IPM 12.5	③起効速が遅かった?	血培から3回S.au出現(3/14,19,23)
FOM >200	FOM >200	④Drug Fieber?	分からないが、今抗生剤を中止するのは恐い
VCM 0.78	VCM 0.78	⑤疾患によるFieber?	不明
ABK 0.20	ABK 0.39	⑥ガンマベニンの必要性は?	やってみる価値はある
MINO 3.13	MINO 3.13	⑦ステロイドの必要性は?	賛否両論あって使いたくない
FMOX+CDM 0.5(6.25,3.13)	FMOX+CDM 0.78(3.13,3.13)	⑧菌による毒素の問題は?	血液浄化装置はないが、
FMOX+FOM 測定不可能	FMOX+FOM 測定不可能		人工肝臓なら用意できるかも
FMOX+IPM 0.5(12.5,0.78)	FMOX+IPM 1(6.25,6.25)		

図28　31才脳腫瘍の術後meningitisとして内科へ相談あり(3/13)
　　　→ Sepsis(MRSA)

11 シオマリン

表7 医療従事者の咽頭粘液培養（3内病棟）

被検者	22名
S.Aureus 検出者	7名
N.F.	15名
DISC法にてMRSAらしいと判定された検体	3検体

表8 医療従事者より検出されたS. AurusのMIC

検体No.	FMOX	CMD	IPM/CS	FOM	MINO	TOB	ABK	VCM	ST	LFLX
①	<0.05	0.39	<1.56	100	0.20	<0.05	0.20	0.78	0.78	100
②	<0.05	1.56	<1.56	>200	<0.05	12.50	0.20	0.78	0.78	100
③	1.56	1.56	<1.56	>200	<0.05	3.13	0.39	0.78	0.78	0.78
④	<0.05	<0.05	<1.56	6.25	<0.05	0.20	0.20	0.78	0.39	0.78
⑤	0.10	0.20	<1.56	3.13	<0.05	0.39	0.39	0.78	0.39	0.39
⑥	<0.05	0.10	<1.56	3.13	<0.05	0.39	0.10	0.78	0.39	0.78
⑦	<0.05	<0.05	<1.56	100	<0.05	<0.05	0.10	1.56	0.78	0.78

うかを検討するお手伝いもしました。その結果、S.Aureusが7名から検出されましたが、MIC測定の結果、その中にはMRSAは検出されませんでした（表7、8）。このようにして、MRSA感染症の治療や対策を色々と検討していただいたのですが、結局はバンコマイシン散を点滴に流用することが多くなり、1991年にバンコマイシン注が発売になりました。この頃になると、MRSAの治療が奏功せず死亡する患者さんも出てくるようにもなりました。

第3世代セフェム投与への非難

 1988年の化学療法学会のMRSA感染に関するシンポジウムで、順天堂大学の横田健細菌学教授が「MRSA感染は、火事のようなものだから、火を使ってもよいが、火事を出してはいけない。従って第3世代のセフェム系抗生物質は耐性を誘導するから、汚染手術以外には、なるだけ使用を控えるように」という意味のお話をされました。それに対して「少量を短期間だったら良いのでは？」という意見も出ましたが、慶応大学外科の石引久弥先生が「注射で使われると、例え数日でも耐性が生まれる。今、感染が起きなくても、将来的にどうなるかはまったく別問題なので、使い方には気を付けなければいけない。非汚染手術に第3世代のセフェム系の抗生物質を使われては困るのだ。使用期間が問題ではない。基礎領域からの提言は素直に採り入れるべきだ」と発言されています。

 その1年前の1987年には、ある大学病院で胃癌の手術を受けた52歳の男性が、手術後にシオマリン2g/日を10日間投与され、MRSA感染を発症しバンコマイシンで治療されたにもかかわらず死亡しています。この事例については、その患者さんの奥様の富家恵海子氏が「院内感染」(1990年、河出書房)、「院内感染ふたたび」(1992年、河出書房)、「院内感染のゆくえ」(1995年、河出書房) を出版して告発しています。

 幸いにも塩野義や当該大学を対象とした訴訟にはなりませんでした。訴訟にならなかったのは、多分それまでに発生し

たMRSAが欧米でグラム陽性菌に有効なPC-Gが大量に使用された結果発生したものでしたので、グラム陰性菌に有効なシオマリンがMRSAを誘導したと証明することが難しいことと、消化器外科領域では大腸菌などのグラム陰性菌が沢山存在する部位ですので、シオマリンを選択することが直ちに不適正使用に繋がらなかったからだと思われます。

しかし、黄色ブドウ球菌に感受性がなくなってきたPC-Gを使い続けた欧米と、黄色ブドウ球菌に感受性が低いシオマリンを使った日本とで、MRSAの発生を誘発したと思われる点では同罪だったと思われます。

富家恵海子氏は著書の中で、「抗生物質の出現は、適当な抗生物質を投与しておけば感染は防げるという安易な考え方に医師を走らせ、感染を甘く見る傾向を助長した」「第3世代セフェム剤の普及と不適切な使用により、外科病棟において最近5年間で多剤耐性のブドウ球菌の増加が目立ってきた」「塩野義製薬では、セフェム1・2・3世代計で1986年に3500億円あまりの売上があった。また全抗生物質注射の7割をセフェム系で占めており、中でも第3世代セフェムは1982年に登場して以来5年間で約3倍の売上に達しているという」「セフェム系抗生物質は、第1世代が1g当たり1000円、第2世代が2000円、第3世代が3000円という相場だという」と鋭く指摘されています（第1世代も第2世代も発売時の薬価は3000円だったのですが、その後の薬価改定で安くなっていました）。

医師の信頼を失う

このように「シオマリンをどんどん使ってやろう！」という医師の好意と、シオマリンの実績（金額）の大きさに負けて、「適応範囲内で適正に使っていただく」というディテールを怠ってしまったのです。その結果、それまでは好意を持っていただいていた医師からも「塩野義はMRSAを誘発しておいて、それをバンコマイシンで治療するなんて、まるでマッチポンプだ！」と批判されるようになり、それまでのMRとしての信頼が一挙に失われてしまったように思います。

12

ロメバクト
(ニューキノロン系経口抗菌剤)

　ニューキノロン系の抗菌剤としては、タリビット（一般名：オフロキサシン、1985年発売、第一製薬）の発売後、数種類のニューキノロン剤が発売されていて、その分野に食い込むことが難しかったことと、塩野義はセファロスポリン系内服カプセルのケフラール全盛の時期でした。

　そのため、私にとってはあまり売れなかった製品ですが、ロメバクト（一般名：ロメフロキサシン、1990年発売、塩野義開発）で、シオマリンで経験した「天国と地獄」と同じような経験をしたMRがいたことを示す文献がありますので紹介しておきます。

　市販後3年目に、ある病院からロメバクトによると思われる光線過敏症の副作用症例が連続して19例報告されました。これを受けた塩野義製品部は、あまりに発生施設が偏り過ぎているので、当該施設での再調査が必要として、それまでに当該施設でロメバクトを投与した全尿路感染症患者（338名）を retrospective（結果がわかっているデータを、過去

に遡って調査する手法）に分析をしています。

電子カルテのない時代ですので、338名のカルテから手作業で集計しています（**表9**の前回部分）。全体としては19/338で5.62%の発生率ですが、年齢別では60〜79才で14/140（10.00%）、80〜90才で2/27（7.41%）と高齢者で発生率が高く、投与量別では300-400mg/日群で12/180（6.67%）、600-800mg/日群で7/115（6.09%）と高投与量群で発生率が高くなっています。また、投与日数別で30日以上の投与群で、投与総量別で20.0g以上群で発生率が高くなっていました。ちなみに、ロメバクトの用法用量は、1回100-200mg、1日2〜3回投与となっていますから、明らかに大量長期投与された結果であろうと推測されます。

以上の調査結果を踏まえて、急性単純性尿路感染症には1回200mgを1日2回7日間投与、慢性複雑性尿路感染症には1回200mgを1日2回14日間投与することとし、prospective（投与してみて結果がどうなるか調査する方法）に324例の再調査をさせていただいています（**表9**の今回部分）。その結果、光線過敏症は1例（1/324 = 0.31%）で、発生は激減しました。

シオノギが実施した全国的再調査

製品部は当該施設での調査だけでなく、全国的な再調査も必要として、1991年10月から約2年間にわたり全国100施設で、光線過敏症の発生率を0.3%と仮定したときに、少なくとも10例の光線過敏症を捉えるために4000例が必要とし

12 ロメバクト

表9 某施設におけるロメバクトによる光線過敏症発生率の変化

	前回	今回
光線過敏症発現例数	19/338 (5.62%)	1/324 (0.31%)
年齢		
15-19	0/5 (0.00%)	0/9 (0.00%)
20-39	0/61 (0.00%)	0/92 (0.00%)
40-59	3/105 (2.86%)	1/105 (0.95%)
60-79	14/140 (10.00%)	0/109 (0.00%)
80-90	2/27 (7.41%)	0/9 (0.00%)
投与日数		
1-7	0/46 (0.00%)	0/132 (0.00%)
8-14	4/90 (4.44%)	1/102 (0.98%)
15-29	1/72 (1.39%)	0/68 (0.00%)
30-59	6/75 (8.00%)	0/16 (0.00%)
60-89	3/30 (10.00%)	0/3 (0.00%)
90-182	5/25 (20.00%)	0/3 (0.00%)
初期投与量		
100-200mg	0/43 (0.00%)	0/43 (0.00%)
300-400mg	12/180 (6.67%)	1/281 (0.36%)
600-800mg	7/115 (6.09%)	
総投与量		
0.4-9.9g	5/180 (2.78%)	1/269 (0.37%)
10.0-19.9g	2/80 (2.50%)	0/46 (0.00%)
20.0-29.9g	3/35 (8.57%)	0/5 (0.00%)
30.0-39.9g	7/28 (25.00%)	0/2 (0.00%)
40.0-84.0g	2/15 (13.33%)	0/2 (0.00%)

て prospective 調査をしています。その結果、トータルでの発生率は 44/4276（1.03%）で、年齢が高いほど、1日投与量が多いほど、総投与量が多いほど、投与日数が長いほど発生率が高く、特に投与年齢が 60 才以上の群で投与日数が 30 日以上の群で 18/280（6.43%）で発生率が高くなっています（**表 10、11**）。

このように、当該施設での再調査だけでなく、全国調査も実施した塩野義の製品部の姿勢は立派だったと思います。

この施設の医師と MR の関係

一方、この事例から、当該施設担当の MR は、きっとそれまでのディテールが素晴らしく、医師の身の回りに対する配慮もきめ細やかで、交際費も結構使ったのだろうと推測されます。医師もこの MR が所属する塩野義が独自に開発したロメバクトの売上に貢献してあげたいと思ったのではないでしょうか。それ故、ほとんどの患者さんで最大量をなるべく長期間投与したのではないかと推測されます。MR は、その時点で「投与量、投与日数、患者さんの年齢等を良く考えて投与してください」などとは言えなかったのではないでしょうか。

当該施設でロメバクト投与全患者の調査や再調査の実施にご協力いただいたことを考えると、まさか MR から意図的に大量・長期投与をもちかけたわけではないでしょうし、この MR に対して医師が好意を持っておられたことが伺われます。

12 ロメバクト

表 10 ロメバクトによる光線過敏症（全国調査）

	39 歳以下	40-59 歳	60 歳以上
投与症例数	1101	1362	1813
光線過敏症発現例数	3	3	38
光線過敏症発現率（%）	0.27%	0.22%	2.10%

g 数	投与例数	光線過敏症症例数	光線過敏症発現率（%）
〜5.0g	4276	15	0.35%
〜10.0g	1320	10	0.76%
〜15.0g	496	7	1.41%
〜20.0g	270	6	2.22%
20.1g 以上	152	6	3.95%

1 日投与量 (mg)	症例数	光線過敏症症例数	光線過敏症発現率（%）
100 以下	29	0	0.00%
200-400	3583	41	1.14%
600 以上	664	3	0.45%
合計	4276	44	1.03%

日数	投与例数	光線過敏症症例数	光線過敏症発現率（%）
〜7	4276	12	0.28%
8〜14	2191	5	0.23%
15〜29	876	9	1.03%
30〜59	420	11	2.62%
60 以上	271	7	5.95%

表11 ロメバクトによる光線過敏症(全国調査)

月	症例数	光線過敏症発現数	光線過敏症発現率(%)
1	423	6	1.42%
2	385	3	0.78%
3	371	2	0.54%
4	339	6	1.77%
5	335	5	1.49%
6	375	5	1.33%
7	383	5	1.31%
8	307	2	0.65%
9	347	5	1.44%
10	305	2	0.66%
11	336	2	0.60%
12	370	1	0.27%
合計	4276	44	1.03%

年齢	投与日数 30日未満	投与日数 30日以上
60歳未満	0.26% (6/2323)	0.00% (0/140)
60歳以上	1.30% (20/1533)	6.43% (18/280)

項目	カテゴリー	発現例数	%
光線過敏性反応の程度	軽度	17	38.6%
	中等度	25	56.8%
	高度	2	4.5%
本剤中止の有無	継続	1	2.3%
	中止	41	93.2%
	投与終了後発現	2	4.5%
処置	なし	20	45.5%
	あり	24	54.5%
転帰	正常化又は軽快	41	93.2%
	色素沈着	1	2.3%
	不明	2	4.5%
合計		44	100.0%

このように、医師の信頼を勝ち得て「お前のために、何でもしてやろう」と言っていただけるのは、営業マンにとっては最高のお言葉だと思いますが、MRなら、ここで適正使用のディテールを忘れてはならないのです。それを忘れたがために、「お前のディテールってそんなもんか」と思われ、「やっぱり、MRの言うことを鵜呑みにしてはいけない」と思われてしまったと考えられます。

13

セフテム
(経口セフェム系抗生物質)

　1992年に発売されたセフテム（一般名：セフチブテン、塩野義開発）は第3世代のセフェム系内服剤です。第3世代のセフェム系注射薬のシオマリンの発売が1982年ですから、それから10年目の発売です。

　第3世代のセフェム剤はグラム陰性菌に強力な抗菌力を持ち、グラム陽性菌への抗菌力はシオマリンの章でも記載したように弱いのです。内服のセフェム剤としては、塩野義は第2世代のケフラールを販売しており、セフテム適応の感染症でもいまだケフラールで十分に効いている状態でした。

　ケフラールが導入品で、セフテムが自社開発品ということを考えると、ケフラールよりセフテムを優先させる戦略も考えられましたが、シオマリンで医師の温情に甘えて適応範囲外へも積極的に投与していただいた結果、手痛い失敗を経験したところでしたので、セフテムでは適応範囲を見極めてディテールするよう気を付けました。そのため、販売実績的にはあまり貢献できませんでした。

表12 経口セフェム剤・新キノロン薬の薬動力学的パラメーター

			使用量 (mg)	Cmax (μg/ml)	AUC (μg・hr/ml)	$T_{1/2}$ (hr)	Tmax (hr)
経口セフェム剤	CETB	セフテム	200	10.40	**43.2**	1.48	2.60
	CFIX	セフスパン	100	1.13	8.66	2.38	3.92
	CCL	ケフラール	500	11.03	16.7	0.58	0.63
	CFTM	トミロン	200	1.83	7.23	1.01	3.22
	CXD	オラスポア	250	6.3	13.5	0.7	1.1
	CXM	オラセフ	250	3.60	12.41	0.99	1.5
新キノロン薬	ENX	フルマーク	200	1.44	8.18	5.9	0.65
	NFLX	バクシダール	200	0.78	4.44	3.3	1.15
	OFLX	タリビット	200	2.07	15.70	5.1	0.64
	TFLX	オゼックス	300	1.05	9.06	4.7	2.06
	CPFX	シプロキサン	200	1.09	4.34	5.0	0.63
	LFLX	ロメバクト	200	1.89	13.79	8.5	1.23

＊：食後服用

上田　泰：β・ラクタム薬　1987
上田　泰：キノロン薬　1991

セフテムの腸管内吸収機序

しかし、内服セフェム剤の中では腸管内での吸収が最も優れていて、セフテムの1回投与量200mgでのCmax（max concentration：最高血中濃度）が10.40μg/mlとケフラールの1回投与量の倍の500mg投与時のCmax 11.03μg/mlとほぼ同程度の血中濃度が得られ、セフテムの1回量でのAUC（Area under the blood concentration：血中濃度－時間曲線下面積）は43.2μg・hr/mlとケフラールの倍量でのAUC 16.7μg・hr/mlの2.58倍になっています。他のセフェム系内服剤のCmaxおよびAUCと比べてみると（表12、図29）、セフテムがずば抜けてBioavailability（生物学的利

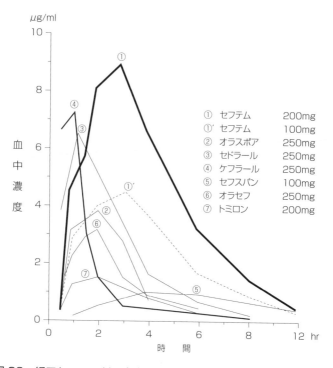

図29 経口セフェム剤の血中濃度（空腹時）
出典：新薬シンポジウム　ブックレット
ただし、④神木ほか　Chemotherapy 27（S-7）：158, 1979　⑦斉藤ほか
Chemotherapy 34（S-2）：134, 1986

用能：ここでは吸収率が高く有効性も高い可能性）が高く、次がケフラールとなっています。

その理由について、薬剤の体内への吸収から考えてみると、小腸での食物の吸収機序は細胞の細胞膜がリン脂質の2重層で構成されているので、脂質は濃度勾配による単純拡散により受動輸送によって吸収され、タンパク質は人体にとっ

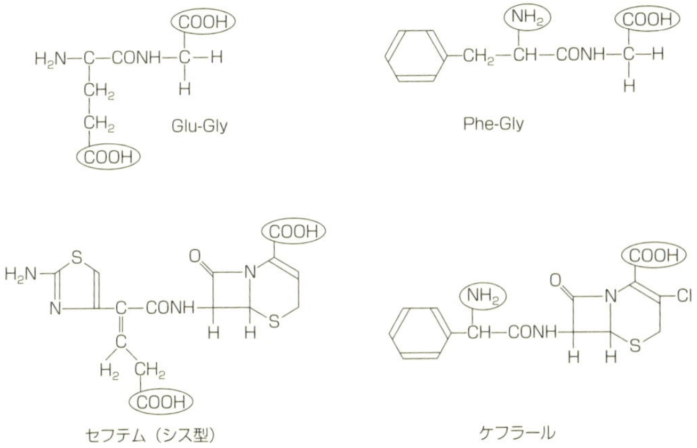

13 セフテム

図30 セフテムと Glu-Gly、ケフラールと Phe-Gly

て大切な構成物ですので、アミノ酸まで分解される前のジペプチド、トリペプチドの段階でプロトン勾配を駆動力とした能動的ペプチド輸送担体によって効率的に吸収されるようになっています。

セフテムの立体構造を見ると4位と7位の－COOHの距離が Glu－Gly（グルタミン酸・グリシン）ジペプチドのものとほとんど同じです。ケフラールも4位の―COOHと7位の―NH₂の距離が Phe－Gly（フェニルアラニン・グリシン）ジペプチドのものとほとんど同じなのです（図30）。そのため、セフテムもケフラールも、このペプチド輸送担体によって能動的に吸収されるために、Bioavailability が優れ、高い血中濃度が得られているのだと、金沢大学薬学部の辻彰教授らが解明しています。

この薬物動態の話は、私自身が新鮮に思うと同時に、若い医師や薬剤師さんでも興味を示される方が多く、売上にはつながりませんでしたが「小腸での吸収機序に関する新しい考え方」として、地域薬剤師会の研修会などでの話題として講演依頼（無料の）がいくつかあり、当時のことですからOHP（Overhead projector）フィルムを作成して飛び回っていたものです。また、この薬物動態の話は、薬剤師国家試験にも出題されるようになりました。

14

適正使用に向けての再出発

　塩野義が抗生剤の分野で勝ち得てきた信頼を、抗生剤の分野で失ってしまったと私には考えられるのですが、これらの経過にケリを付けたと思われるのは、私の定年後の2010年です。その年、塩野義は「感染症適正使用推進室」を創設し、次のように決意を表明したのです。

　現在の感染症治療においては、既存抗菌薬の適正使用や耐性菌感染症の増加をいかに抑制するかについて、グローバルな観点で対応が求められる状況となっています。塩野義は、これまでも感染症領域への貢献がシオノギの存在意義の1つであると位置づけ、感染症領域での研究開発から販売に至るまで活動に注力してきましたが、今後は、さらに抗菌薬の適正使用の推進に向けた啓発活動等にも積極的に取り組むことにより、感染症治療に対してより一層の貢献ができるよう、努力していきます。

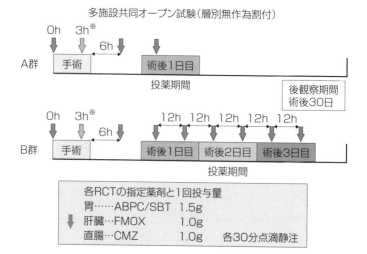

図31 日本外科感染症学会 RCT のプロトコール
＊3時間を超える長時間手術の場合

　そして、手術後の感染予防薬の投与期間に関する無作為化比較試験を実施し、それまでの抗生物質の術後投与スケジュール（7〜10日）を、術前投与を加えて3日以内で十分であること（図31）を提案したのです。この時が塩野義が抗生剤の適正使用に向け、再出発を誓ったのだと思っています。

15

私自身を振り返って

入社後の苦闘

　私自身は、入社当時の塩野義の状況など何ひとつ知らず、知ろうともせず、塩野義が入社を認めてくれたから入社したのです。当時は好景気による高度成長の始まりの時期で、就職には困らない状況でした。「就職する」ということの意味もわからず、とにかく入社してしまえば「何とかしてくれる」と漠然と思っていました。大学は卒業したものの、それまで人と人を繋ぐコミュニケーションの方法や礼儀作法などは、相手が考えることとして気にもかけていなかったのです。今から思うと、我ながら恥ずかしいというか、ゾッとする気がします。

　それが入社して塩野義の方針に触れた途端、その方針にかぶれたかのように、キチンとしたディテールさえできれば、他のことは何も知らなくて良いし、考えなくても良いと考えるようにさえなったのです。それだけに、複数の先輩に護られるようにして受けた実地研修は楽しいものでしたし、すっ

かり実力がついたと錯覚してしまいました。

　しかし、研修期間を終えて単独で現場を担当するようになると、今から考えるとパンフレットに毛が生えた程度のディテールのみに終始し、惨憺たる成果にしかつながらなかったのです。それはもう、何をどうすれば良いのかわからず、遂には医師からも同情されて「たまには、パッと接待でもしてみたら！」と声をかけられたりもしました。しかし、接待をするにしても、どうすれば良いのかさえもイメージできない始末でした。そうなると段々と引き籠り気味になり、予定通りに担当施設を訪問はするものの、ディテールも忘れた挨拶のみの訪問で済ますような状態に陥ってしまいました。

　そのような状態が3年も続くと、さすがに再生教育が必要と思われたのか、再度複数のMRが担当する施設のグループに担当替えになったのです。そこでどうにかディテールが通用する場に戻ることができて、私自身は再生されたと思ったのですが、「担当する医師がどんな立場にあって、何を得意とされているのか、何に興味を持っておられるのか、どんなお育ちの方なのか」等々、ディテールを聞いてもらいやすくするディテール以前のコミュニケーションまでは考えもせず、一緒に担当する後輩たちのコミュニケーション術には遠く及ばず、上司からは「今後お前がどんなに頑張っても、絶対に本社へは呼んでやらない」と宣告されてしまったのです。今から思えば不思議なのですが、そんなことを宣告されても「なにくそ！」という気も起こらず、気にもならなかったのです。

15 私自身を振り返って

やっと再出発

それでも昭和40年代後半当時は、色々な病院が新設されるばかりでなく、新設医大や私立医科大が認可されていましたので、入社10年近くなった私も1つの新設私立医科大学病院を担当することになりました。おそらくMRとして最後のチャンスを与えてもらったのだと思います。

ちょうどその時期、私が担当することになった私立医科大学は母体病院とは別に大学病院を新設することになっていました。そこで、最初に「新設病院で最初に準備される採用医薬品はどのような方法で決定されるのか」という問題にぶつかったのです。

何の方策も思いつかない私でも「何とかしなければ」という思いに駆られ、同じような新設病院を担当して成功している先輩MRに「どうすれば良いか」教えを乞いました。そこで、理事長、病院長、事務長、薬局長、各科の教授(未定なら責任医師)への挨拶をしっかりすること、そして「誰が採用品目の決定権を持っているのか」を探ること、できるだけ個別に挨拶し、なかなか会えなければ、どこにいることが多いのかを調べて会いに行くこと、場合によっては自宅訪問も考えることなどを教わり、実行したのです。

幸いにも、他社のMRたちの事前行動はほとんどなかったようで、塩野義に有利な品揃えができました。さらに幸いだったのは、新設病院が始まったばかりで、患者さんも少なく医師も時間的にゆとりがあり、ゆっくりと医師の専門分野や興味を持っていることについて、お話を聞かせてもらうこ

とができたのです。それで、やっとディテール以前にやっておかなければならない事項が沢山あることを経験できたのです。

Dr の悩みに寄り添えないか

そうなると、医師が担当している患者さんの治療で色々と悩み苦しんでいる様子にも触れることになります。「こんなことを図書館で調べたいのだけど、なかなか時間が取れなくて…」と困っている場面にしょっちゅう遭遇したものです。当時はコンピューター検索など全く無い時代ですから、医師はオーベン Dr や専門 Dr の指導やアドバイスを受けながら患者さんを治療するのですが、症例によっては図書館で医中誌（医学中央雑誌）を片端からめくって、担当している症例と同じような症例についての報告がないかどうかを調べ、手懸りになりそうな文献が見つかると、その文献が掲載されている雑誌を探し出して参考にしていました。

しかし、いくら医学図書館が併設されているとはいえ、すべての医学雑誌がそろっているわけではありません。見たい医学雑誌がどこの図書館にあるかを図書館のカウンターで調べて取り寄せてもらうことになっていました。自社品の情報について質問などがあったときには、製品部に連絡して文献などを届けていましたので、そのような医師の大変な様子を身近に見聞きしているうちに、私でも何とか医師の役に立つのではないかと思うようになり、あまりにも医師が忙しいときには医師に替わって医中誌を調べて文献を入手してあげた

15 私自身を振り返って

こともありました。

しかし、この医中誌の検索はとても難しく、検索結果が医師の要望にピッタリと合うような検索がなかなかできないのです。その点は医師も良く知っていました。そこで、医師がオーベン Dr や専門 Dr の指導やアドバイスから入手した文献から孫引きして文献を探すのをお手伝いすることが多くなりました。このようなお手伝いは忙しい医師から感謝もされもしましたが、私自身も患者さんの治療の一端を担っているという自負を感じたものです。これによってセールス活動の下手な私でも、医師と深い信頼関係が形成されたように思います。

そのうち、コンピューター・システムの発達によって、医中誌で検索していたようなことがコンピューターでもできるようになりました。そうなると、医師が遭遇している問題点からどのような検索をすれば良いかを話し合い、その項目に従って検索をし、その検索結果を医師に届けて、その中から医師が本当に必要とする文献を検討してもらい、その文献を入手するよう手配して届けるようになりました。そのようなお手伝いの結果、私の行う塩野義製品のディテールが浸透し、特にケフリンでは1人の患者での投与量も増えつつある時期でしたので、売上もうなぎ上りになったのです。このような手法はたちまち塩野義の MR に浸透して、すべての MR が販売実績の増加を経験することになりました。

さらに、医師は臨床の場や基礎実験で得られた知見を学会や雑誌に発表するのですが、これもコンピューターが未発達

だった時代には、発表する図表は製図作成セットを用いた手書きで、スライド作成も写真機を固定して撮影して作成するという大変手間のかかる作業でした。今ならパソコンで簡単に作成できるのですけどね。このスライド原稿やスライドの作成もお手伝いできないものかと考え、街の写真屋に相談してみると、何とかやってくれることになり、場合によっては写真屋さんが徹夜で頑張ってくれて、医師に大変喜ばれました。このスライド作成は医師も本当に助かったようです。

　このような作業で医師の信頼を得た経験がフィードバックされると、同じような作業をするMRも増えてきて、スライド専門屋も数軒出現してきました。そのうち、あちこちの医学図書館やスライド作成屋で塩野義のMR同士がしばしば鉢合せするようになりました。そうなると、学問的な面で医師のお手伝いをするという枠をはみ出して、次第に処方を誘導する交際費として、文献検索・文献入手・スライド作成の代金が膨れ上がってきました。

交際費接待の威力

　このようなお手伝いにより売上金額が爆発的に増大すると、他社とではなく、社内での販売競争が激化してしまうことになりました。ちなみに、私は担当施設の用度の責任者から「今月購入した医薬品の中で、塩野義品が24.1%だったぜ」と言われたことがあります。当時はセファロスポリン系の注射剤や内服剤の薬価が飛び抜けて高かったということもあるでしょうし、その月の発注医薬品の範囲の問題もあるでしょ

15 私自身を振り返って

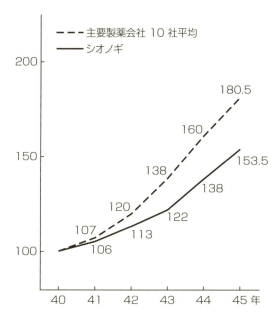

図32 40年を100とする販売高 指数比較(1)
出典：シオノギ百年、377pp、1978、塩野義製薬㈱(非売品)

うし、どんな計算がされたうえでの数値かはわかりませんが、大変嬉しかったものです。

塩野義MRのうち大学病院や大病院を担当するMR全体がそのような状況になると、医師の学問的な治療上のお手伝いの範囲であった交際費も、何でもありの交際費接待として当然のように実施されるようになり、先述のように「やっぱ、おじぇじぇでっせ！」とのたまうような上司さえ現れるような事態となったのです。こうした状態は、その後10数年も続いたと思います。

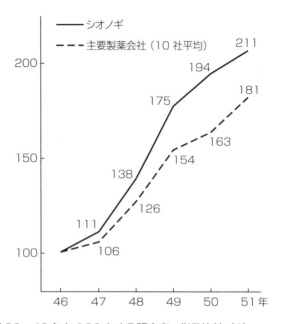

図33 46年を100とする販売高　指数比較（2）
出典：シオノギ百年、483pp、1978、塩野義製薬㈱（非売品）

　このようなことは決して良いことではありませんし、私自身このような状態を経験できるとは思ってもいなかったのですが、いつの間にか交際費接待セールスの中にどっぷりと浸かってしまっていました。今から思えば、誰でもが経験できるわけのない接待交際費の威力を体感できたのだと思っています。しかし、その反動として、後にシオマリンの章で記載したような「しっぺ返し」を受けることになり、それまでに築いてきた信用を失うことにもなったのです。

　販売金額の伸びが主要製薬企業10社の平均よりも低かっ

た（図32）塩野義が、ケフリンのディテールが浸透するに従って、その平均を上回る（図33）ようになると、マスコミが塩野義を紹介するときには「優れた販売力のある」という前置詞をつけて紹介されるようになり、塩野義のやり方を徹底的に研究して、同じような行動をとる中小メーカーも出てきました。

うざいMR

しかし、病棟への訪問などについて、「そんなこともできないのか」「優秀なMRは病棟へも顔を出せるものだ」「そんなMR活動に必要な情報は医師勤務室へ行けば、すぐ入手できるじゃないか」というような指導もあったようで、そこに至るまでの過程（あるいは下工作）を忘れた、あるいは知らないMRも出現するようになりました。

このような現象は塩野義でも起こるようになり、販売を目的とした製品説明をするために病棟まで押しかけるような、医師のニーズを考えない、独りよがりのディテールが横行するようになり、挙げ句の果てには「うざいMR」と批判を受けるようになって、MRの行動規制の引き金を引いたように思います。

また一時期、MRが納入価を決める役割を担っていた時期もありました。「MRがどこまで納入価を引き上げられるか」が社内的に話題となり、「かなり引き上げた」とする報告もいくつかありましたが、ほとんどが「問屋泣かせ」の結果だったようです。私も真面目に取り組み、担当していた私立医科

大学病院で必死の思いで納入価を2%圧縮できたのですが、6ヵ月後にそれまでの納入卸と系列卸の争いで元に戻ってしまいました。新規に落札した系列卸の社長が塩野義からの出向者で、独身時代にお世話になった先輩だったので文句も言えませんでした。さらに驚いたのは、前に納入していた卸が納入争いの6ヵ月後には塩野義の系列卸となったのです。馬鹿らしくて唖然としたものです。

ダメな中間管理職として

このような私ですので、配下にあったMRに対して十分な指導もできなかったと反省しています。転勤で勤務地域が替わった際には、その地でのMRに対する最初の挨拶で「私が面白いと思えないような上からの指示は君たちへは伝えないし、私自身やらない」と勝手なことを言ったものです。そのために配下のMRには、色々と迷惑をかけたと思います。そんなことで、3ヵ月ごとの販売実績の締め切りに合わせた「押込み」販売は、上から指示があっても私のところで止めました。もちろん、MRが勝手にやるものについては止めませんでしたが。

また、あるとき営業本部長が「3ヵ月で1億売り上げたら、昇進させる」と会議の席で発言した際には、8000万以上売り上げのある優秀なMRがいましたので、すぐに担当区域を少し広げて、1億の実績を達成させ、昇進させたこともあります。それ以降、その営業部長は同様の発言をしなくなりました。

15　私自身を振り返って

　上司との関係も色々なものがありました。接待横行の最盛期には、会社の金を不正に流用して、内々に営業本部長の座を追われた人もいました。

　また、どこにでもある話なのでしょうが、あるとき上司から「無礼講で楽しい慰労会をしよう」と提案され、それを真に受けて配下の MR にその旨を伝えて、上司を迎えて慰労会をやったことがあります。当然、みんな言いたい放題で楽しい会になったのですが、その後、その上司のご機嫌が悪くなり、厳しい発言をした MR が不利な扱いを受けたように思います。それまで尊敬していた上司だっただけにビックリし、その上司の配下から早く外れたいと思うようになったものです。

　さらにあるときには、「お前の担当区域内の鄙びた温泉で、役職者だけの慰労会をやろう」と言われて、てっきり夏期しか営業していないことで有名な鄙びた温泉をお望みなのだと思って、街で豪華な宴会をした後、タクシー仕立てで温泉へ乗り込む慰労会を接待費で設定してみました。ところが、あまりにも鄙びていたので、上司のご機嫌が悪くなったのです。私としては、最上級の設定をしたと思っていただけに、ビックリしました。多分「豪華な温泉で」と思っておられたのでしょう。「それならそうと、ハッキリ言え」と思ったものです。

　私が配下の MR の役に立ったことがあるとすれば、MR が巻き込まれたトラブル処理は、できるかぎり直接顔を出して手を尽くしたつもりです。そのおかげで、そのときに対応し

た医師や薬剤師の方々とは、その後もお付き合いを続けさせていただいており、今でも色々な学会などでお会いし、様々な最新情報を教えていただいています。

　そんなこんな色々な状況に飲み込まれ、もみくちゃになり、反省すべき点も沢山ありながらも、私自身は MR 理念と現実の狭間で、十分に塩野義の MR 活動を楽しめたと思っています。

おわりに

　私がMRとして経験した出来事を、記憶に残る製品ごとに振り返りながら、勝手な感想を付けて記してみました。今では「製品はその製品の性格によって勝手に売れていくものだ」と思っています。MRはそれをほんの少しお手伝いしているだけなのかもしれません。

　そのように考えると、最近のように1銘柄を2社で競って取り扱うようなやり方は、MRの行動に色々な批判がある中で、MRをスポイルするような施策ではないかと思っています。なるべく早く製品を普及させたいという狙いは理解できますが、必要以上にMR同士の競争心を煽るような方策はいかがなものかと思います。正常なMR活動を目指して設立されたMRセンターの理念に反していませんか？

　また、最近では健康保険財政が逼迫してジェネリック製品の使用が強く推奨されています。それだけに、今のMRたちは自分の担当している製品の「ブランドを守る」という醍醐味を味わう機会も少なくなっているのではないかと可哀想にも思えます。それに、医師とのディスカスの際に「正確に判明していることだけを伝える」態度に徹することは、十分

に守らねばならないことであることは理解できますが、それだけではつまらないような気もします。それがわかっていながら、散々勝手なことをしてきたうえで、今さら何を言うのだというご批判もあると思います。

　それでも製薬企業のMR部門が、業界としてかなり整備されてきたにもかかわらず、時折ディオバンに見られるような、MR活動から逸脱したような不祥事も見聞きします。

　医薬品情報の性質から考えてみますと、最初から十分な情報がそろっている医薬品情報などあるはずもありません。その点を踏まえて、MRのみならず製薬企業自体が「新しい医薬品ほど、その医薬品情報が不備なものである」ことをしっかり認識して、会社のブランドと信頼性を高める情報提供するために、

　①情報の正確な伝達をする。
　②情報の正確な意味を理解してもらう。
　③情報の内容を正確に実施してもらう。
　④実施された結果発生した状況を正確に把握し、医薬情報部へフィードバックする。
　⑤発生した状況を正確に評価する。

- うまくいった場合：伝達内容の正しさを伝達相手と相互に確認する。
- うまくいかなかった場合、または、不都合な状況が発生した場合：直ちに医薬情報部へフィードバックし、その対策情報を現場へ提供する。
- 当該施設で、どのような善後策が可能か情報を入手

おわりに

する(その対策および善後策に関して、MR部門から医薬情報部門に提案することも必要です。そのうえで、次なる安全策を提案する)。
・患者の反応は個々によって異なるし、同一人であっても、時期環境などによって異なることを常に考慮しておく(個々の患者ごとの情報提供の必要性)。

以上のことを常に意識して行動し、現場からのフィードバックを意識した徹底した市販後調査、特に市販直後調査を含めた「市販後フォロー」を決して忘れないで欲しいと思っています。それが、今後のMRに託されたPMS (Post marketing surveillance) ではないでしょうか。

最後に、本書をまとめるに当たりまして、最初から最後までご指導いただきました日本薬史学会常任理事の西川隆さんには、心から感謝申し上げます。

引用文献

1) 朝長文弥ほか：製薬企業における医薬情報担当者のあり方に関する研究、厚生科学研究 (1992)
2) 公益財団法人 MR 認定センター：「MR100 年史」(2012)
3) 東京地裁：クロロキン薬害訴訟 (1971)
4) 福島地裁白河支部：クロマイ等の筋注による大腿四頭筋萎縮薬害訴訟 (1983)
5) 深谷一太ほか：Cephalotin の吸収・排泄・臓器内濃度（1）Volunteer 及び動物における成績．最新医学 1994；29：845-844.
6) 真下啓明ほか：Cephalotin の吸収・排泄・臓器内濃度（2）多施設患者での血中濃度（集計成績）．最新医学 1974；29：845-849.
7) Eagle H, *et al.*: The Bactericidal Action of PC in Vivo. *Ann Intern. Med* 1950; 33: 544-571.
8) 島田馨：Cephalothin 大量療法の適応と限界．最新医学 1974; 29: 867.
9) Weinstein L, *et al.*: Treatment of infections in man with cephalothin. *JAMA* 1964; 189: 829.
10) Barrett EL, *et al.*: Cephalothin treatment of patients with lifethreatening bacterial infections. *Bull Univ Miami Sch Med Jackson Meml Hosp* 1995; 19: 2.
11) Griffith RS, *et al.*: Cephalothin - a new antibiotic. Preliminary clinical and laboratory studies. *JAMA* 1964; 189: 823.
12) Saslaw S: Cephalosporins. *Med Clin North Am* 1970; 54: 1217.
13) Merril SL, *et al.*: Cephalothin in serious bacterial infection.

Ann Intern Med 1966; 64: 1.

14) Stetnbru CephannW, *et al.*: Klinische Prufung von Cefalotin, einen neuen Antibiotikum. *Dtsch Med Wochenschr* 1966; 91: 2003.

15) Perkins BL, *et al.*: Experience with cephalothin. *Ann Intern Med* 1966; 64: 13.

16) 伊藤昌男：臨床情報のサイクルを生かして．ファルマシア・レビュー 1983；11：87.

17) 伊藤昌男ほか：Cefalotin Sodium-Lilly による副作用の統計的分析．最新医学 1977；32：1529.

18) 上田泰：抗生剤の大量療法—序論．最新医学 1974；29：816.

19) DiSciascio G, Taranta A: Rheumatic fever in children. *Am Heart J* 1980; 99: 635-658.

20) Vijaykumar M, *et al.*: Incidence of rheumatic fever and prevalence of rheumatic heart disease in India. *Int J Cardiol* 1994; 43: 221-228.

21) Kaplan EL: Global assessment of rheumatic fever and rheumatic heart disease at the close of the century. Influences and dynamics of populations and pathogens: a failure to realize prevention? *Circulation* 1993; 88: 1964-1972.

22) Land MA, Bisno AL: Acute rheumatic fever: a vanishing disease in Suburbia. *JAMA* 1983; 249: 895-898.

23) 三河春樹：疫学班平成5年度事業の総括．平成5年度厚生省アレルギー総合研究事業研究報告書、255-257（1994）

24) 藤田紘一郎：「笑うカイチュウ」講談社（1994）

25) 工藤翔二：びまん性汎細気管支炎にたいするマクロライド系抗生剤の少量長期間投与．日本胸部疾患学会雑誌 1984；22（増刊）：254.

26) 島田馨ほか：Cefaclor の安全性調査．日本化学療法学会雑誌 1995；43（1）：27-40.

27) 山本保博ほか：呼吸不全をともなった急性循環不全に対するドブタミン・ドパミン併用療法の循環動態に及ぼす効果の臨床的検討．最新医学 1984；39：371．
28) 1986年のWHO方式がん疼痛治療法
29) 鈴木勉：慢性疼痛下におけるモルヒネの精神および身体依存性、科学研究実績報告（1996）
30) Sesoko S, *et al.*: Cough associated with the use of captopril. *Arch Intern Med* 1985; 145: 1524.
31) Taguma Y, *et al.*: Effect of captopril on heavy proteinuria in azotemic diabetics. *N Engl J Med* 1985; 313: 1617-1620.
32) Sekizawa K, *et al.*: ACE inhibitor and pneumonia. *Lancet* 1998; 352: 1069
33) Okaishi K, *et al.*: Reduction of risk of pneumonia associated with use of angiotensin converting enzyme inhibitors in elderly inpatients. *Am J Hypertens* 1999; 12: 778-783.
34) Gruppo Italiano per lo studio della sopravvivenza nell'infarto miocardico: GISSI-3; effects of lisinopril and transdermal glyceryl trinitrate singly and together on 6-week mortality and ventricular function after acute myocardial infarction. *Lancet* 1994; 343: 1115-1122.
35) 石井當男ほか：ACE阻害薬リシノプリル長期使用の効果ならびに安全性についての大規模第4相調査成績．臨床薬理 1998；29(1,2)：315．
36) Neu HC: Adverse effect of new cephalosporins. *Ann Intern Med* 1983; 98: 415.
37) 飯田夕：抗生物質の止血機構の及ぼす影響．CHEMOTHRAPY 1987；35：649．
38) 安岡彰ほか：第3世代セフェム系抗生物質における凝固能異常の検討．CHEMOTHRAPY 1989；37：1473．
39) van Nood E, *et al.*: Duodenal infusion of donor feces for

recurrent Clostridium difficile. *N Engl J Med* 2013; 368: 407-415.

40) 富家恵海子:「院内感染」河出書房（1990）

40) 富家恵海子:「院内感染ふたたび」河出書房（1992）

42) 富家恵海子:「院内感染のゆくえ」河出書房（1995）

43) 戸澤啓一ほか:尿路感染症に対するロメフロキサシン(LFLX)の臨床的検討. 泌尿紀要 1993；39：801.

44) 副島林造ほか：塩酸ロメフロキサシンによる光線過敏性反応の多施設調査成績. 日本化学療法学会雑誌 1995；43：1110.

45) Tsuji A, *et al.*: Evidence for a carrier-mediated transport system in the small intestine available for FK089, a new cephalosporin antibiotic without an amino group. *J Antibiot (Tokyo)* 1986; 39: 1592-1597.

46) Suzuki T, *et al.*: Optimal duration of prophylactic antibiotic administration for elective colon cancer surgery: A randomized, clinical trial. *Surgery* 2011; 149: 171-178.

著者略歴

有馬康雄（ありまやすお）

昭和16年2月4日生まれ
昭和34年鹿児島市立玉龍高校卒業
昭和38年東京大学薬学部卒業
同年塩野義製薬株式会社入社、学術部に配属
平成9年第1回MR認定資格取得、同年医薬情報部
平成10～13年日本薬剤師会雑誌編集委員
平成13年定年退職後、くすりの適正使用協議会理事長付
平成16年くすりの適正使用協議会退任
平成17年よりPharm Wisdom ConsortiumでMR教育のPMS部門担当
日本医薬品情報学会会員、日本薬剤疫学会会員、日本薬剤師会会員、
日本薬剤師研修センター賛助会員
著書：「くすりの情報」の鍵、薬事日報社（2005）

MR人生の裏おもて

2015年11月25日　第1刷発行

著　者　　有馬康雄

発　行　　株式会社薬事日報社
　　　　　〒101-8648　東京都千代田区神田和泉町1番地
　　　　　電話　03-3862-2141（代表）
　　　　　URL　http://www.yakuji.co.jp/
印刷・製本　モリモト印刷株式会社

©2015Yasuo Arima, Printed in Japan　　ISBN978-4-8408-1322-8

・落丁本、乱丁本は小社宛お送りください。送料小社負担でお取替えいたします。